ANOREXIA

© Adolfo Pérez Agustí (2017)

MADRID (España)

http://www.edicionesmasters.com

ANOREXIA

Adolfo Pérez Agustí

Los anoréxicos rechazan la comida,

los hambrientos, no

Dedicatoria:

Este libro no se hubiera podido realizar sin la inspiración directa en Mari Cruz Andrino Fernández, anteriormente afectada de Anorexia nerviosa, quien con sus intensas ganas de vivir y realizar sus sueños, motivaron al autor a estudiar y documentarse sobre tan peculiar enfermedad. Como si de un documental viviente se tratase, Mari Cruz aportó datos y sensaciones imposibles de encontrar en ningún libro de medicina, sensibilizando al autor para que lograra un documento médico rico en emociones, antes que en términos psicológicos.

La presión social sobre las mujeres es mucho más pronunciada, en cuanto a belleza se refiere, que hacia el varón. También se ha comprobado que aquellas mujeres más emprendedoras laboralmente prefieren un cuerpo delgado, diferenciándose de aquellas que han elegido preferencialmente el rol de madre y esposa.

Hoy en día, el atractivo físico en muchas mujeres está centrado de manera preferente en la delgadez, obviando el volumen de los pechos y las caderas, como antaño. También hay insistencia en la tersura de la cara, el pelo, las manos, los ojos, la forma de moverse y el color de la piel, pues suelen ser un complemento de la delgadez.

El mercado del adelgazamiento es inmenso y productivo. Los medios de comunicación lanzan mensajes verbales con imágenes de cuerpos esbeltos que son mensajes sutiles, y señales que facilitan la universalidad y posterior difusión de la cultura de la delgadez. Observen a las actrices de moda y a las presentadoras de televisión y entenderán esto. Las modelos de pasarela y publicidad, inciden reiteradamente en un patrón estético: mujeres delgadas, varones musculados. Poco espacio hay para los millones que no son así, salvo imitarles.

Algunos datos significativos reflejan la situación actual. En los primeros años del siglo XXI los estadounidenses gastaron 25.000 millones de dólares en servicios y productos para bajar de peso. Lo que se gastaron en comer en demasía no lo sabemos. En sólo un año, aumentaron a 9.000 millones el gasto en alimentos dietéticos y a lo largo de esta década, duplicaron su gasto en alimentos dietéticos, programas de pérdida de peso y consejos de especialistas para la pérdida de peso. Hasta hay tiendas similares a los herbolarios (¿les suena Natur House?) especializadas en venderle productos naturales para que baje de peso. Y si se descuida entrarán en su propio domicilio, como es el caso de Herbalife.

La industria británica de adelgazamiento ha seguido este negocio lucrativo y está facturando más de mil quinientos millones de libras por año. O sea, primero les dan alimentos sabrosos para que engorden y luego les venden los remedios para que adelgacen. Un buen negocio, ciertamente.

Pero no les echemos toda la culpa a los vendedores de alimentos, pues el mundo de la moda y las modelos, incluyendo las modistas y estilistas, desempeñan un papel importante en la preocupación femenina para mostrar y ocultar el cuerpo. Tampoco usted, amiga lectora, se excluya de este grupo de manipuladores, y valga este ejemplo: ¿Cuál de estas dos frases le resulta más agradable? ¡Qué gorda estás! o, ¡Qué delgada te veo!

CAPÍTULO 1

Descripción

La anorexia es un trastorno alimentario que se caracteriza por la poca ingestión de alimentos o la restricción severa causada por el miedo intenso a la grasa, acompañada del deseo de estar más delgada, con distorsión de la propia imagen corporal, lo que lleva al paciente a mantener un peso por debajo de los límites razonables, pudiendo llegar a una grave desnutrición.

Cambios biológicos y culturales

Comportamiento alimenticio: los primeros cambios son el comienzo de una dieta restrictiva, especialmente limitando o eliminando los carbohidratos y las grasas, manteniendo la ingesta de proteínas. También es frecuente que se utilicen otros recursos para seguir la dieta, como los vómitos y uso de laxantes, en un intento de eliminar los alimentos ingeridos. Sin embargo, el uso de laxantes irritativos, conduce a medio plazo a un estreñimiento pertinaz.

También es frecuente el uso de diuréticos, pues la eliminación de los líquidos orgánicos proporciona una bajada rápida en el peso general, aunque se restituye a las pocas horas. Con el tiempo, la persona realiza comportamientos escandalosos, extraños e incluso compulsivos, leyendo, oyendo y hablando reiteradamente sobre el peso, la obesidad y los alimentos perjudiciales. Los rituales de sanación, las frases positivas, los alimentos comidos a escondidas, y los enfrentamientos familiares son frecuentes, pues consideran que los demás están en su contra; no los ve como amigos. Paradójicamente, no entran en un estado de pasividad, sino de hiperactividad, incluso haciendo deporte de forma intensa. La fuerza, la sacan de su estado emocional. Están convencidos de que los alimentos hay que "quemarlos" rápidamente.

Sin embargo, lo que desconocen es que cuanto más ejercicio se haga, mejor control del hambre y que haciendo ejercicio y comiendo de forma racional, se puede tener el peso deseado.

Después aparecen los trastornos del sueño, incluso con la vigilia premeditada, pues creen que cuanto más tiempo se mantengan despiertos, más calorías consumirán. Reponer las energías y restaurar el cuerpo mediante el sueño, para estos enfermos es contraproducente.

A nivel familiar el mayor problema suele ser con las madres, pues desde su nacimiento son las que proporcionan la comida, sea con la lactancia o con la cocina. Ellas son, pues, las culpables secundarias de su sobrepeso. Con el tiempo, los enfrentamientos con las madres son intensos.

Y una vez que se ha desencadenado la ansiedad, cualquier intento de ayuda se considerará una agresión al deseo de no comer. Cualquier tentativa, tanto bondadosa, como violenta, para encauzar hacia una alimentación saludable, será interpretada negativamente. La presencia de hermanos aumenta la tensión familiar, pues ellos comen lo que desean y mantienen el peso que consideran adecuados, lo que les lleva a criticar al enfermo que ha decidido no comer. Paradójicamente, esto refuerza la postura de la persona anoréxica.

El sentimiento de verse diferente, de no poder ser entendido por los demás, de ocultar su problema, de evitar situaciones donde la comida es vista como una obligación o tentación, contribuyen a la irregularidad y / o inestabilidad de los intercambios sociales. Respecto al interés sexual, puede disminuir o aumentar en la anorexia. Puesto que estar delgadas les hace más atractivas, la incitación sexual aumenta cuando se sienten más deseadas. Es inútil que les digan que con más kilos estarían más atractivas, pues el espejo –su espejo- les dice lo contrario. Las modelos de pasarela y la mayoría de las actrices del cine son eminentemente personas delgadas, y ellas son su referencia.

A los 20 años, el 15% de las mujeres tienen un trastorno de la alimentación incluyendo la anorexia nerviosa (0,08%), bulimia nerviosa (2,6%), y el trastorno de atracones compulsivos (3,0%). La prevalencia de los trastornos de la alimentación en los hombres es considerablemente menor (alrededor del 50% menos).

La anorexia nerviosa implica la búsqueda de pérdida de peso para lograr un índice de masa corporal inferior al 85% de la media esperada por la edad y el género. Las personas con este trastorno comienzan una restricción severa y selectiva de la ingesta de alimentos y se niegan a comer lo que consideran como alimentos de engorde. La anorexia nerviosa se asocia con la depresión, irritabilidad, problemas de concentración, pérdida del apetito sexual y comportamiento obsesivo.

La bulimia nerviosa implica intentos de restringir la ingesta de alimentos, pero esto es reforzado mediante *binges* repetidos, episodios en los que las personas experimentan una pérdida de control y consumen una gran parte de alimentos. Durante estos atracones, los afectados experimentan angustia intensa, incluyendo la vergüenza. Algunos purifican su consumo excesivo de alimentos vomitando y usando laxantes. La investigación muestra que, en comparación con el público en general, estas personas con estos trastornos de la alimentación muestran un mayor deterioro social (por ejemplo, en las relaciones familiares, pobre rendimiento en el trabajo), problemas psicológicos (depresión, soledad), tendencias suicidas y otros trastornos mentales.

Es desalentador ver que hay evidencia de que las personas con trastornos de la alimentación sufren en silencio. Los investigadores han encontrado que las personas con trastornos alimentarios tienen creencias de baja autoestima, muestran una falta de voluntad para revelar información personal a otros, y muestran una soledad elevada. Estos patrones son presumiblemente parte de la vergüenza con respecto a su comportamiento alimenticio. Este síndrome de abstinencia social creemos que pone a los afectados en un claro riesgo de padecer problemas de salud social, mental y física.

La bulimia nerviosa está vinculada al síndrome de abstinencia social, y especialmente a las creencias de baja autoestima. En un estudio realizado en 137 adultos jóvenes, se encontró que los síntomas bulímicos estaban asociados con creencias de baja confianza en personas cercanas (madre, padre y amigos), con una falta notoria de información personal y alta soledad. Esto apoya la conclusión de que la baja autoestima se asocia con la falta de voluntad para revelar información personal a otros, lo que promueve la soledad y los síntomas bulímicos.

En otro estudio realizado en 101 adolescentes (de 11 a 12 años de edad) a lo largo de un período de 5 meses, se encontró que las creencias de los parientes cercanos (madre, padre, amigos) sobre sus cualidades, la baja confianza que tenían en ellos, ocasionaban un aumento en sus síntomas con el tiempo. Los hallazgos apoyan la hipótesis de que tener anorexia, en parte, lleva a la persona a tener baja autoestima y a carecer de voluntad para revelar a los demás sus experiencias y soledad.

¿Hay problemas de salud por sentirse o estar solos?

Los seres humanos son animales sociales y experimentan dolor y angustia cuando están separados de otros. Tienen una necesidad inherente de pertenecer a grupos sociales y por lo tanto necesitan el contacto humano y las relaciones cercanas. Cuando esas necesidades no se cumplen y las personas experimentan la soledad, muestran problemas de salud mental y de salud física, incluyendo el aumento de la mortalidad. La investigación muestra que la soledad contribuye a los problemas de alimentación y en la medida en que los enfermos sienten la soledad, incluso en su imaginación, el estado de ánimo se resiente. En el otro extremo, la experiencia de la soledad causa una forma de atracones en personas que normalmente restringen su consumo de alimentos (es decir, personas que hacen dieta).

El síndrome de abstinencia social, y la renuncia a revelar información personal a otros, da como resultado la tendencia de no buscar tratamiento psicológico y médico. Por lo tanto, es poco probable que las personas con trastornos de la alimentación comuniquen a otras personas, como las personas cercanas y los médicos, sus problemas alimenticios, así como los problemas sociales y de salud que los acompañan, y por lo tanto no reciben el tratamiento adecuado. Cada día que pasa en la vida de una persona con anorexia, revela el efecto de bola de nieve y los pensamientos son cada vez más estresantes. Los pensamientos que contribuyen al desarrollo de la anorexia empeoran a medida que la condición progresa, a menos que puedan ser ayudadas a ver su pensamiento, emociones, comportamientos y condiciones de manera muy diferente.

Debido al alto riesgo de salud y los problemas que pueden desarrollarse a partir de la desnutrición (incluyendo condiciones cardiacas, osteoporosis, trastornos endocrinos, y otros) y debido al mayor riesgo de mortalidad relacionada con los efectos de la anorexia, el tratamiento interdisciplinario no sólo es muy recomendable, sino que es esencial.

Mientras que la estabilización nutricional es siempre una prioridad, las capas de creencias irracionales y los comportamientos autodestructivos son preocupaciones diarias, ya que siempre pueden conducir al empeoramiento de la condición, o una recaída posterior.

Además, hay que destacar que casi la mitad de las personas con anorexia también sufren de depresión. Otros trastornos mentales, tales como las adicciones, trastornos de ansiedad y la bulimia, son también más propensos a estar presente en una persona con anorexia que en una persona que no lo tenga.

Estudio psicológico

¿Qué es lo que hace que un sujeto se evada de su necesidad biológica de alimentarse, aún a riesgo de su propia supervivencia? Su instinto primario del apetito y el hambre, son anulados por el deseo de no comer.

Es importante efectuar algunas reflexiones sobre el trastorno anoréxico, algunas posibles explicaciones sobre el mismo, y encontrar una respuesta posible desde la perspectiva humanista, no tanto médica. Cuando vemos tanto el sufrimiento del enfermo, como la manifestación de su inconsciente en las relaciones afectivas y el entramado social de la persona, es fácil entrar en confusión. Hay que mirar la particular relación que se establece entre la necesidad, la demanda y el deseo psicológico en este tipo de trastornos, y cómo el síntoma anoréxico se plantea como una estrategia para la defensa del deseo.

Actualmente la sociedad parece favorable al síntoma anoréxico, especialmente en las mujeres jóvenes, dada la importancia del ideal de delgadez y belleza, asociadas con la obtención de mayor éxito y felicidad. Finalmente, hay que considerar la propia personalidad en relación a aspectos sociales que determinarán la enfermedad, mucho más importante en la consolidación de la anorexia, que otras connotaciones patológicas. Esto es, el enfermo anoréxico se define por su personalidad y no por sus trastornos mentales. Así que habría que hablar más de "personalidad anoréxica", antes que de "enfermedad anoréxica".

Objetividad difícil

En un entramado social en el cual los patrones estéticos y de conducta se definen con insistencia, manteniendo en lo "no normal" a aquello que se sale de lo establecido, es difícil ser subjetivo. Empleando definiciones como "habitual" o "diferencia", quizá podríamos entender mejor a quienes ahora consideramos enfermos. Así que la anorexia, es algo -¿enfermedad?- que involucra tanto a la persona como a su entorno social. A nosotros nos parece que el cuerpo está demasiado vinculado.

La espiritualidad y el intelecto nunca se han llevado de la mano, y eso que forman parte del mismo entramado mental. El ser humano no acaba de sentirse seguro, ni pleno, y esta ausencia de la eficacia instintiva, abre la puerta a un caos emocional en casi todos, aunque en algunos es más notoria.

CAPÍTULO 2

Medicina equivocada

A nivel social, a la persona anoréxica no se la define como persona afectada de anorexia sino, simplemente, como anoréxica, como un subgrupo dentro de la especie humana. El ser humano queda tan apartado en su esencia, como cuando en un hospital se habla del enfermo con metástasis. La enfermedad toma el protagonismo. Este etiquetamiento generalmente responde a la necesidad de respaldar la opinión profesional -propia o ajena-, con una certeza inequívoca, con una etiqueta, que elimina las posibles dudas a priori, desde una posición omnipotente. La mirada médica tradicional, como una posición de poder, tiende a propiciar el sometimiento del paciente hacia el médico, pues así, este, podrá seguir adelante con su tratamiento sin encontrar oposición o, al menos, dudas. Afortunadamente, el término enfermedad psicosomática empieza a calar fuerte entre los últimos licenciados, y ya se empieza a considerar algo que los profesionales de las medicinas alternativas nunca cuestionamos: que somos cuerpo, mente y espíritu. Por desgracia, el lenguaje médico sigue siendo prepotente, y su actitud se acerca al del amo con respecto a su perro: te cuido, pero tienes que obedecer. Si el médico consigue aplacar el síntoma y alivia de forma rápida el dolor, el enfermo se plegará al médico de forma inmediata, aunque no le consiga curar. Siempre podrá dársele una justificación, "he hecho todo lo que estaba en mi mano"

Si el enfermo es tratado desde una perspectiva mucho más amplia que la aportada por la fisiología, y contemplado por concepciones que trascienden el plano biológico, la anorexia difícilmente podrá ser plenamente abordada desde el consejo médico, moral o educativo. Así, la vía de acceso que se intente debería llegar al entramado social y al inconsciente, sin dudas ligada al síntoma. Ello, sin olvidar el compromiso orgánico presente en estos casos -anemia, amenorrea, alopecia, etc.-, alteraciones que complican el tratamiento.

Con demasiada frecuencia y una vez que el sujeto ha decidido no alimentarse, se le fuerza de forma unilateral a alimentarse en contra de su deseo, forzamiento que en más de una oportunidad es literal, con tratamientos que incluyen el encierro, la agresión verbal (esencialmente familiar y personal médico auxiliar), y todo una suerte de privaciones que no hacen más que agravar el daño. Los enfermos deben luchar contra quienes dicen querer ayudarle. Sin embargo, la mayor parte de las veces el conflicto de origen no ha sido realmente considerado y ni siquiera detectado, sino que ha sido desplazado para poner un tratamiento.

Siempre y cuando no se traspase el límite de poner en riesgo la vida del paciente, el tratamiento deberá entender la angustia del enfermo y su lucha enconada contra el personal médico, la familia y su propio cuerpo.

La anorexia en la antigüedad

En el siglo XIX la anorexia ingresa al campo de la psiquiatría con términos como anorexia histérica y anorexia nerviosa, relacionadas con lo se denominaba perversiones mentales. Hubo quien la relacionaba con sexo primario mediante engaños, lo que reafirmó la teoría traumática. Sin embargo, Freud advirtió que no era necesario que hubiese existido una escena traumática vinculada a la sexualidad -la mayor parte de las veces esas escenas eran producto de la fantasía-, para que se desencadenara la sintomatología neurótica, aunque no por ello se descartaron el complejo de Edipo, el incesto y el parricidio. Los vómitos y el rechazo de todo alimento, no siempre se han podido enclavar dentro de las neurosis histéricas, insistiendo en las dificultades que presenta el tratamiento de sujetos cuya sintomatología pone en riesgo su vida. La anorexia fue considerada de tanto riesgo como la depresión severa.

Si es posible que exista un deseo subyacente insatisfecho, lo que el anoréxico quiere no es la comida que se le ofrece, por eso la rehúsa. Aceptarla implica el riesgo de ser cómplice en la reducción de su deseo a la mera satisfacción biológica. El razonamiento sería: "No, no quiero comer para satisfacerme, y no quiero satisfacerme para estar segura de que mi deseo permanece intacto" "

La influencia social

La anorexia ha adquirido a partir de la década de los 80 un índice de prevalencia muy superior a décadas anteriores. Los actuales parámetros socioculturales colaboran cada vez más en la necesidad de tener y mostrar un cuerpo permanentemente joven y esbelto y esto va unido a la delgadez. La figura de Marilyn Monroe, no supone ahora un referente. Además, los medios de comunicación transmiten un ideal de belleza sólo alcanzable por un pequeño porcentaje de la población, colaborando así en un sentimiento de insatisfacción que muchas veces se gesta a nivel personal. La apariencia física idealizada va unida a la garantía del éxito social y personal. Hasta las presentadoras del tiempo responden a ese canon estético.

La exigencia de un cuerpo delgado está más asociada con la idea de normalidad en las mujeres que en los varones, colaborando a sostener ese ideal social que hace que muchas mujeres de peso normal se perciban como obesas, aumentando la brecha de la insatisfacción con el propio cuerpo. Los varones, de momento, no creen que estar muy delgados sea un requisito para la atracción social y prefieren el desarrollo muscular extremo.

La imagen antes que el verbo, la superficialidad psicológica y el deterioro de los valores morales, han impactado en la población juvenil. El cuerpo antes que la mente.

La sociedad, además, demanda el goce y el hedonismo, no importándoles la perdida de la individualidad a favor de la alineación con los demás. Hasta quienes se confiesan espiritualistas, mantienen un aspecto delgado como señal externa. Miren a quienes practican Yoga y verán a qué me refiero. Desde esta perspectiva es posible afirmar que las sociedades ayudan a la producción de la anorexia en tanto propician sujetos que, al renunciar en gran medida a su condición humana, entran en el engranaje de comer poco para ser aceptados.

Lo que no podemos negar es que el sujeto anoréxico sufre, así que tratarlos exclusivamente con aquello que la manifestación anoréxica implica, la delgadez y el peligro de muerte, nos lleva al riesgo de un posible aplacamiento de los síntomas, pero con una elevadísima probabilidad de que las causas de dichas manifestaciones, en tanto vigentes, añadan nuevas sintomatologías.

CAPÍTULO 3

Causas

Biológicas

La anorexia nerviosa (AN), se caracteriza por la falta de mantenimiento de un peso corporal saludable, un miedo obsesivo de ganar peso o negarse a hacerlo, y una percepción poco realista, o no reconocimiento de la gravedad, del bajo peso corporal actual.

La anorexia puede hacer que la menstruación se detenga, y a menudo conduce a pérdida de masa ósea, pérdida de la integridad de la piel, etc. Afecta incluso al corazón, aumentando el riesgo de ataques cardíacos y problemas cardíacos relacionados. El riesgo de muerte aumenta mucho en los individuos con esta enfermedad. El factor más subrayado que los investigadores están empezando a tomar en cuenta es que no sólo puede ser una cuestión de vanidad, social o de los medios de comunicación, sino que también podría estar relacionado con componentes biológicos o genéticos, algo que ahora veremos.

Genéticas

Se han realizado numerosos estudios que muestran una posible predisposición genética a los trastornos alimentarios como resultado de la herencia mendeliana. También se ha demostrado que los trastornos alimentarios pueden ser hereditarios. Recientes estudios de gemelos han encontrado ligeros casos de varianza genética al considerar el diferente criterio de la anorexia nerviosa y la bulimia nerviosa como endofenotipos que contribuyen a los trastornos en su conjunto. En otro estudio reciente, los estudios de gemelos y familiares llevaron a los investigadores a descubrir un enlace genético en el cromosoma 1 que se puede encontrar en múltiples miembros de la familia de un individuo con anorexia nerviosa, indicando un patrón de herencia encontrado entre los miembros de la familia de otros que han sido previamente diagnosticados con un trastorno alimentario. Un estudio encontró que un individuo que es un pariente de primer grado de alguien que ha sufrido o sufre actualmente de un desorden en el comer, tiene siete a doce veces más probabilidades de sufrir un desorden alimenticio. Los estudios en gemelos también han demostrado que al menos una porción de la vulnerabilidad para desarrollar trastornos alimentarios puede ser heredada, y ha habido suficiente evidencia para demostrar que hay un locus genético que muestra susceptibilidad para desarrollar anorexia nerviosa.

Muchos rasgos de la personalidad tienen un componente genético y son altamente heredables. Los niveles maladaptivos de ciertos rasgos pueden ser adquiridos como resultado de una lesión cerebral anóxica o traumática, enfermedades neurodegenerativas como la enfermedad de Parkinson, neurotoxicidad por exposición al plomo, infección bacteriana tal como la enfermedad de Lyme o infección viral por Toxoplasma gondii, así como influencias hormonales. Estos rasgos se han demostrado que se originan en varias regiones del cerebro, como la amígdala y la corteza prefrontal. Se ha demostrado que los trastornos en la corteza prefrontal y el sistema de funcionamiento ejecutivo, afectan el comportamiento alimenticio.

Epigenéticas

Los mecanismos epigenéticos son medios por los cuales los efectos ambientales alteran la expresión génica a través de métodos tales como la metilación del ADN; éstos son independientes y no alteran la secuencia del ADN subyacente. Son heredables, pero también pueden ocurrir durante toda la vida, y son potencialmente reversibles. La desregulación de la neurotransmisión dopaminérgica debida a mecanismos epigenéticos, ha estado implicada en diversos trastornos alimentarios. Un estudio ha encontrado que los mecanismos epigenéticos pueden contribuir a alteraciones conocidas de la homeostasis de la ANP o cardionatrina en mujeres con trastornos alimenticios. Otros genes candidatos para los estudios epigenéticos en trastornos alimentarios incluyen la leptina, la pro-opiomelanocortina (POMC) y el factor neurotrófico derivado del cerebro (BDNF).

Enfermedad celíaca y trastornos gastrointestinales

Las personas con trastornos gastrointestinales pueden tener más riesgo de desarrollar comidas alimenticias desordenadas que la población general, principalmente trastornos restrictivos de la alimentación. Se ha encontrado una asociación de la anorexia nerviosa con la enfermedad celíaca.

El papel que juegan los síntomas gastrointestinales en el desarrollo de trastornos de la alimentación parece bastante complejo. Algunos autores informan que los síntomas no resueltos antes del diagnóstico de la enfermedad gastrointestinal pueden crear una aversión al alimento en estas personas, causando alteraciones en sus patrones de alimentación. Otros autores informan que los síntomas mayores a lo largo de su diagnóstico condujeron a un mayor riesgo. Algunas personas con enfermedad celíaca, síndrome del intestino irritable o la enfermedad inflamatoria intestinal, que no son conscientes de la importancia de seguir estrictamente su dieta, optan por consumir alimentos de activación para promover la pérdida de peso. Por otro lado, los individuos con buen manejo dietético pueden desarrollar ansiedad, aversión al alimento y trastornos alimenticios debido a preocupaciones sobre la contaminación cruzada de sus alimentos. Algunos autores sugieren que los profesionales médicos deben evaluar la presencia de una enfermedad celíaca no reconocida en todas las personas con trastorno alimentario, especialmente si presentan algún síntoma gastrointestinal (como disminución del apetito, dolor abdominal, hinchazón, distensión, vómitos, diarrea o estreñimiento), pérdida de peso o fracaso del crecimiento, y también rutinariamente preguntar a los pacientes celíacos acerca del peso o las preocupaciones de la forma corporal, dieta o vómito para el control del peso, para evaluar la posible presencia de trastornos alimentarios, especialmente en las mujeres.

Influencia parental

Se ha demostrado que la influencia de los padres es un componente intrínseco en el desarrollo de comportamientos alimentarios de los niños. Esta influencia se manifiesta y se configura por una variedad de factores diversos, como la predisposición genética familiar, las opciones dietéticas dictadas por las preferencias culturales o étnicas, la forma corporal y los patrones de alimentación de los padres, el grado de participación y las expectativas del comportamiento alimentario de sus hijos; así como la relación interpersonal de padre e hijo. Esto se suma al clima psicosocial general del hogar y a la presencia o ausencia de un ambiente estable y nutritivo. Se ha demostrado que el comportamiento inadaptado de los padres tiene un papel importante en el desarrollo de trastornos de la alimentación. En cuanto a los aspectos más sutiles de la influencia de los padres, se ha demostrado que los patrones de alimentación se establecen en la primera infancia y que los niños deben ser autorizados a decidir cuándo su apetito se satisface, ya a la edad de dos años.

Se ha demostrado un vínculo directo entre la obesidad y la presión de los padres para comer más.

No se ha demostrado que las tácticas coercitivas con respecto a la dieta sean eficaces para controlar el comportamiento alimenticio de un niño. El afecto y la atención han demostrado afectar el grado de estabilidad del niño y su aceptación de una dieta más variada.

Gilde Bruch, una pionera en el campo del estudio de los trastornos alimentarios, afirma que la anorexia nerviosa a menudo se produce en las niñas que son grandes realizadoras, obedientes, y que siempre están tratando de complacer a sus padres. Sus padres tienden a sobre-controlar y no fomentan la expresión de las emociones, inhibiendo a las hijas de aceptar sus propios sentimientos y deseos. Las mujeres adolescentes de estas familias autoritarias carecen de la capacidad de ser independientes de sus familias, pero se dan cuenta de la necesidad de ello, ocasionando rebelión. Controlar su ingesta de alimentos puede hacer que se sientan mejor, ya que les proporciona una sensación de control.

Causas psíquicas

La anorexia se puede deber a causas psíquicas y estar condicionada por el estrés laboral, problemas familiares y de pareja e, incluso, por depresión grave. Este hecho se muestra a través de fenómenos que van desde la simple falta de ganas de comer, hasta el rechazo a la ingestión de alimentos (anorexia nerviosa). Las personas mayores suelen perder las ganas de comer y beber. En el caso de la anorexia nerviosa, y también de otros trastornos de la alimentación como la bulimia, la relación con la comida y con la sensación normal de apetito, están completamente alteradas.

Muchas personas que desarrollan anorexia comparten ciertos rasgos de personalidad y conducta que pueden hacerlos más propensos a desarrollar la enfermedad. Éstas incluyen:

Una tendencia a la depresión y la ansiedad.

Dificultad para manejar el estrés.

Preocupación excesiva y miedo o dudas sobre el futuro.

Perfeccionismo y establecer metas o estándares estrictos y exigentes.

Sentimientos reprimidos.

Sentimientos de obsesión y compulsión, pero no necesariamente el trastorno obsesivo compulsivo, así como pensamientos no deseados, imágenes o impulsos que les obligan a realizar ciertos actos.

También se ha sugerido que algunas personas con anorexia tienen un miedo abrumador (una fobia) a engordar.

Factores ambientales

La pubertad parece ser un factor ambiental importante que contribuye a la anorexia. Puede ser la combinación de cambios hormonales y sentimientos de estrés, ansiedad y baja autoestima durante esos años, lo que desencadena la anorexia.

La cultura y la sociedad occidentales también pueden desempeñar un papel. Las niñas y, en menor medida, los niños, están expuestos a una amplia gama de mensajes de los medios de comunicación que refuerzan constantemente la idea de que estar delgada es ser hermosa.

Las revistas y periódicos también se centran en las pequeñas imperfecciones físicas de las celebridades, como ganar unos pocos kilos o tener celulitis. El programa Photoshop ha contribuido a deformar sensiblemente la realidad del aspecto físico, pues es imposible ser iguales a esas personas de la publicidad.

Otros factores ambientales que pueden contribuir a la anorexia incluyen:

Presiones y estrés en la escuela, tales como exámenes o intimidación, en particular las burlas sobre el peso corporal o la forma de los atributos de belleza.

Ocupaciones o aficiones donde ser delgado es visto como el ideal, como el baile o el atletismo.

Un evento estresante en su vida, como la pérdida de un trabajo, la ruptura de una relación, o el duelo.

Relaciones familiares difíciles.

Abuso físico o sexual.

La anorexia a menudo comienza como una forma de dieta que poco a poco se sale de control.

Factores biológicos y genéticos

Se ha sugerido cambios en la función cerebral o los niveles hormonales que también pueden tener un papel en la anorexia, aunque no está claro si estos conducen a la anorexia o si se desarrollan más tarde como resultado de la desnutrición.

Estos cambios pueden afectar la parte del cerebro que controla el apetito, o puede conducir a sentimientos de ansiedad y culpa al comer que mejoran cuando se pierden las comidas o después de un exceso de ejercicio.

El riesgo de que se desarrolle la anorexia también se cree que es mayor en las personas con antecedentes familiares de trastornos de la alimentación, depresión o abuso de sustancias, lo que sugiere que los genes podrían desempeñar un papel.

Elementos bioquímicos

La conducta alimentaria es un proceso complejo controlado por el sistema neuroendocrino, de los cueles el eje hipotálamo-pituitario-adrenal (eje HPA) es un componente importante. La desregulación de este eje HPA se ha asociado con trastornos de la alimentación, al declararse irregularidades en la fabricación, cantidad o transmisión de ciertos neurotransmisores, hormonas, neoropéptidos y aminoácidos, así como niveles elevados de la homocisteína.

La serotonina

Es un neurotransmisor implicado en la depresión que también tiene un efecto inhibidor sobre el comportamiento alimentario.

La noreponefrina es a la vez un neurotransmisor y una hormona; las anormalidades pueden afectar la conducta alimentaria.

Dopamina

Además de ser precursor de la norepinefrina y la epinefrina, también es un neurotransmisor que regula la propiedad de recompensa de comida.

Neuropéptido Y

Es una hormona que estimula la alimentación y disminuye la tasa metabólica. Los niveles sanguíneos están elevados en pacientes con anorexia nerviosa, y los estudios de han demostrado que la inyección de esta hormona en el cerebro de ratas con la ingesta restringida de alimentos, aumenta su tiempo de funcionamiento en una rueda. Normalmente, la hormona estimula a los pacientes sanos, y en condiciones de inanición aumenta su tasa de actividad, probablemente para aumentar la posibilidad de encontrar comida. El aumento de los niveles de este neuropéptido en la sangre de pacientes con trastornos de la alimentación, en modo alguno pueden explicar los casos de exceso de ejercicio que se encuentra en la mayoría de los pacientes con anorexia nerviosa.

Leptina y grelina

La leptina es una hormona producida principalmente por las células de grasa en el cuerpo, que tiene un efecto inhibidor sobre el apetito mediante la inducción de una sensación de saciedad. La leptina también se puede usar para distinguir entre la delgadez constitucional que se encuentra en una persona sana con bajo índice de masa corporal y una persona con anorexia.

La grelina es una hormona inductora del apetito producida en el estomago y la parte superior del intestino delgado. Los niveles circulantes de ambas hormonas son un factor importante en el control del peso y aunque a menudo están asociados con la obesidad, ambas hormonas y sus efectos respectivos han sido implicados en la fisiopatología de la anorexia y la bulimia nerviosas.

Sistema inmune

Los estudios han demostrado que la mayoría de los pacientes con anorexia nerviosa y bulimia nerviosa tienen niveles elevados de autoanticuerpos que afectan a hormonas y neuropéptidos que regulan el control del apetito y la respuesta al estrés. Puede haber una directa correlación entre los niveles de autoanticuerpos y los rasgos psicológicos asociados. Un estudio posterior reveló que los autoanticuerpos se reactivan por ciertas bacterias intestinales, por ejemplo escherichia coli, en pacientes afectados de anorexia.

Infección

PANDAS es una abreviatura para los trastornos neuropsiquiátricos autoinmunes asociados con infecciones pediátricas estreptocócicas. Estos niños tienen el trastorno obsesivo-compulsivo y / o trastornos de tics, como el síndrome de Tourette, en los que los síntomas empeoran después de infecciones como faringitis estreptocócica y escarlatina. Hay también la posibilidad de que sea un factor precipitante en el desarrollo de la anorexia nerviosa.

Lesiones

Los estudios han demostrado que las lesiones del lóbulo frontal o lóbulo temporal pueden causar síntomas patológicos de trastorno alimentario.

Tumores

Los tumores en diversas regiones del cerebro han estado implicados en el desarrollo de los patrones de alimentación anormales.

Calcificación del cerebro

Un estudio demostró que la calcificación en el tálamo puede haber contribuido al desarrollo de la anorexia nerviosa.

Complicaciones obstétricas

Los estudios muestran que el tabaquismo materno, daños obstétricos y perinatales, así como complicaciones como la anemia materna, el parto prematuro (menos de 32 semanas), los problemas cardiacos neonatales, la preeclampsia, el infarto placentario y los hematomas cerebrales al nacer, aumentan el factor de riesgo de desarrollar anorexia nerviosa o bulimia. Algunos de ellos como en el caso del infarto placentario, la anemia materna y los problemas cardiacos, pueden causar hipoxia intrauterina, mientras que la oclusión del cordón umbilical o de prolapso del cordón puede causar isquemia, lo que ocasiona lesión cerebral en la corteza prefrontal del feto. Ello generará falta de oxígeno que se ha demostrado que contribuye a una disfunción ejecutiva, y puede afectar a los rasgos de personalidad asociados con ambos trastornos alimentarios y trastornos comórbidos como la impulsividad, la rigidez mental, y la obsesión. El problema de la lesión cerebral perinatal, en función de los costos para la sociedad y para los individuos afectados y sus familias, es extraordinario.

CAPÍTULO 4

Síntomas de alerta

Comer como si estuviera en una dieta, a pesar de que ya es muy delgada. Los platos habituales son rechazados.

Llevar ropa demasiado suelta o demasiado grande.

Estar preocupada por el peso, las dietas y obtener las cifras óptimas de múltiples orígenes.

Experimentar cambios de personalidad, incluso agresividad o alejamiento.

Experimentar mareos, desmayos, pérdida de conciencia y dificultad para concentrarse.

Miedo a aumentar de peso o engordar, que es manifestado como conversación habitual.

Percepción distorsionada del peso, tamaño o forma de su cuerpo. No hay espejo que la sea fiel.

En mujeres, el fracaso de al menos tres ciclos menstruales.

No tener ningún otro trastorno físico o psiquiátrico que justifique la pérdida de peso o la negativa a comer.

Comenzar con los síntomas antes de los 25 años de edad.

Presencia de al menos 2 síntomas fisiológicos asociados con anorexia nerviosa. Estos son:

El abuso de laxantes, diuréticos o píldoras de dieta.

Ejercicio excesivo, tal vez incluso 5 o 6 horas al día.

Osteoporosis. Los huesos se vuelven más frágiles.

Síntomas físicos de inanición. Piel fría, a veces con tinte azulado.

Dolor al sentarse.

Desarrollo de vello fino en todo su cuerpo.

Hipotensión, o presión anormalmente baja.

Corazón debilitado.

Indigestión a pesar del poco alimento que come.

Sensación de debilidad o cansancio.

Problemas para dormir.

Anemia por falta de hierro y proteínas.

Anormalidades hormonales: ausencia de períodos menstruales.

Síntomas de la anorexia

El principal síntoma de la anorexia nerviosa es la actitud deliberada para perder mucho peso, aunque a menudo hay una serie de otros signos físicos y psicológicos.

Una persona con anorexia querrá pesar lo menos posible, mucho menos de lo que es saludable para su edad y altura. Tienen tanto miedo de ganar peso que no pueden comer normalmente.

En su intento de perder peso, pueden:

Evitar comidas, comer muy poco, o evitar comer cualquier alimento graso.

Mentir sobre qué y cuándo han comido.

Obsesivamente, contar las calorías de los alimentos.

Mentir sobre cuánto pesan.

Hacer ejercicio excesivo.

Tomar supresores del apetito, o píldoras de dieta.

Se provocan el vómito, incluso se levantan de la mesa inmediatamente después de las comidas o tienen problemas dentales como caries y mal aliento, provocado por los ácidos del vómito.

También pueden tomar laxantes o diuréticos, aunque en realidad tienen poco efecto en calorías absorbidas de los alimentos.

Autoestima, imagen corporal y sentimientos

Las personas con anorexia a menudo creen que su valor como persona depende de su peso y cómo se ven. Pueden pensar que a los demás les gustarán más o que se sentirán más felices si están más delgados, y ven su pérdida de peso de una manera positiva.

A menudo tienen una visión distorsionada de lo que parecen, pensando que se ven gordos cuando no lo son.

Algunas personas con anorexia pueden tratar de ocultar lo delgados que están, usando ropa suelta muy holgada.

Muchas personas con el trastorno también practican un tipo de comportamiento conocido como "body checking", que implica persistente y repetidamente:

Pesarse

Midiéndose ellos mismos, su tamaño de cintura.

Revisar obsesivamente su cuerpo en el espejo.

Las personas con anorexia también suelen tener baja autoestima o confianza en sí mismo. Pueden retirarse de las relaciones sociales y afectivas, distanciarse de su familia y amigos, y perder el interés en las actividades que antes disfrutaban.

La anorexia también puede afectar el trabajo escolar de la persona o lo bien que desempeñan su trabajo.

Otros signos de anorexia

Hinchazón o estreñimiento

Dolores de cabeza

Sensación de mareos o vértigos

Sentirse muy cansado

Manos y pies descoloridos causados por mala circulación

Piel seca

Pérdida del cabello

Dolor abdominal

Problemas para dormir

Pelo fino (lanugo) creciendo en el cuerpo

Uñas quebradizas.

En los niños con anorexia, y que están en época de crecimiento, esto se retrasa. Pueden ganar menos peso de lo esperado -si es que alguno- y puede ser menor que otros de la misma edad.

Hemogramas anormales, con las enzimas hepáticas elevadas

Estreñimiento

Intolerancia al frío

Ritmos cardíacos irregulares

Presión arterial baja

Deshidratación

Osteoporosis.

Los efectos de la anorexia varían dependiendo de la gravedad de la enfermedad. Tienden a agravarse a medida que los pensamientos sobre la comida se apoderan cada vez más de los pensamientos saludables. Con el tiempo, puede conducir al enfermo a situaciones límite, como:

Abandono forzado de la escuela o la universidad.

Pérdida de conexión con la fe o la religión.

Intento de suicidio.

Enfermedades gastrointestinales

La anorexia, puede aparecer como síntoma relacionado con enfermedades gastrointestinales. La naturaleza de las causas es amplia:

Indigestión

Infección gastrointestinal

Intoxicación alimentaria

Intolerancias alimentarias (como la intolerancia a la lactosa o la enfermedad celíaca).

Intestino o colon irritable.

Inflamación crónica del intestino (por ejemplo, la enfermedad de Crohn o la colitis ulcerosa).

Gastritis

Tumores gástricos y duodenales.

Enfermedades graves de estómago y/o intestino (como, por ejemplo, el cáncer de estómago o cáncer de intestino)

También enfermedades del hígado, por ejemplo, hepatitis, así como enfermedades de la vesícula y del páncreas (como la pancreatitis), las cuales dan lugar a falta de apetito.

Otras enfermedades y factores

La falta de apetito puede deberse a una infección.

Algunas enfermedades cardiacas, (como la insuficiencia cardíaca),

la diabetes mellitus (exceso de glucosa en sangre),

la enfermedad de Addison (disfunción de la glándula adrenal),

algunas enfermedades del tiroides y de las paratiroides,

la insuficiencia renal y algunas enfermedades neurológicas (como la demencia),

la dependencia del alcohol y las drogas, así como a consecuencia de ciertos tratamientos terapéuticos (como la quimioterapia o la radioterapia). Algunos medicamentos, como el digital (para tratar la insuficiencia cardiaca) o los supresores del apetito, también reducen la sensación de hambre.

Síntomas de inanición

Es posible que los síntomas de trastornos de la alimentación en realidad sean simplemente alteraciones del hambre, sin trastorno mental. Esta es la conclusión de un estudio con treinta y seis hombres jóvenes sanos que se sometieron a una semi-inanición, durante la cual pronto comenzaron a mostrar síntomas que comúnmente se encuentran en los pacientes con trastornos de la alimentación, entre ellos preocupación por la comida y la alimentación, ritual de alimentación, deterioro de la capacidad cognitiva, además de cambios fisiológicos como la disminución de la temperatura del cuerpo, síntomas característicos de la anorexia nerviosa.

Los efectos físicos de la inanición son a menudo irreversibles, y reflejan la tasa extremadamente alta de muertes asociadas con la anorexia nerviosa:

Esterilidad

Cese de los principales sistemas corporales

Daño cerebral

Ataques al corazón

Muerte.

CAPÍTULO 5

Diagnóstico

Es necesario hacer un diagnóstico de la anorexia si esta se prolonga en el tiempo. En la mayoría de los casos existen otras dolencias asociadas responsables de que haya disminuido el apetito.

Son datos especialmente importantes para el médico conocer desde cuándo se sufre pérdida de apetito, si ha habido una causa determinada que la haya originado, si se ha modificado la dieta, si se ha adelgazado o si existen otras molestias que puedan ser las responsables (fatiga, diarrea, dolores). En el caso de la anorexia, la información sobre posibles enfermedades previas (como úlceras de estómago o diabetes mellitus) sobre los medicamentos que se ingieren o sobre situaciones de estrés en la familia o en el trabajo, pueden resultar decisivas para realizar un diagnóstico correcto.

A continuación se realiza una exploración física en profundidad para llegar al origen de la inapetencia y poder realizar un diagnóstico de sus causas. Durante este examen, el médico mide la frecuencia cardiaca y la presión sanguínea y realiza, en función del caso, un ECG y/o ecografía. El análisis de sangre ayuda a determinar posibles enfermedades subyacentes. También puede resultar conveniente tomar muestras de orina y de heces.

En caso de anorexia es importante controlar el peso regularmente con una báscula. De este modo, se puede llevar un control sobre la evolución del peso y saber si existe pérdida de peso relacionada con la anorexia.

Si existe sospecha de una enfermedad determinada como causa de la anorexia, será necesario realizar más pruebas a la hora del diagnóstico. Si la falta de apetito se debe a causas psíquicas (anorexia nerviosa o depresión), se recomienda acudir a un psicólogo y/o psicoterapeuta para recibir un tratamiento específico.

Diagnóstico de la anorexia

Para determinar si hay un desorden alimenticio, el médico probablemente hará preguntas sobre su peso y hábitos alimenticios.

Por ejemplo, pueden preguntar:

Si ha perdido mucho peso recientemente

Cómo se siente acerca de su peso y si le preocupa

Si vomita regularmente

Si las menstruaciones se han detenido y, si es así, ¿por cuánto tiempo?

Si piensa que comer es un problema.

Es importante responder a estas preguntas con honestidad, pues el médico no está tratando de juzgar o criticar, sólo necesita evaluar con precisión su condición.

Peso y IMC (índice de masa corporal)

El peso de una persona con anorexia nerviosa es por lo menos 15% por debajo del promedio de su edad, sexo y altura, así que calcular su IMC será muy útil. Para los adultos, un IMC saludable es de 18,5 a 24,9, aunque a veces los médicos pueden estar preocupados si el IMC de una persona es inferior a 20. Los adultos con anorexia generalmente tienen un IMC por debajo de 17,5. Estas cifras no sirven para menores de 18 años. Para este grupo hay que utilizar cartas especiales.

Otras pruebas

Las pruebas para el diagnóstico de la anorexia nerviosa, pueden incluir tomar el pulso y la presión arterial, la temperatura, y examinar sus manos y los pies para ver si tiene signos de cualquier complicación, así como las encías. También será necesario que realice algunos ejercicios físicos sencillos, como moverse, sentarse, ponerse en cuclillas y permanecer en pie, para evaluar su fuerza muscular.

Si tiene anorexia, tendrá un mayor riesgo para desarrollar algunas enfermedades del corazón, tales como arritmias, o taquicardias. A veces, un encefalograma (ECG), puede ser necesario.

Un análisis de sangre comprobará su estado general de salud, y un análisis epigenético el de los nutrientes.

Trastornos de la Alimentación

Los tipos de trastornos alimenticios, como la anorexia, la bulimia y el trastorno por atracón, incluyen emociones extremas, actitudes y comportamientos relacionados con el peso y los problemas de alimentación. Estos problemas emocionales y físicos pueden tener consecuencias mortales para las mujeres y los hombres. Según veremos a continuación, estos trastornos suelen incluir el hambre, la purga y los comportamientos de atracones.

La siguiente es una lista de trastornos de la alimentación y sus síntomas.

Anorexia nerviosa

Se caracteriza por la negativa a comer y puede afectar a personas de cualquier género o edad, pero afecta desproporcionadamente a las mujeres jóvenes en sus últimos años de la adolescencia y principios de los veinte años.

De acuerdo con la más reciente edición del Manual Diagnóstico y Estadístico de los Trastornos Mentales (DSM-IV), hay cuatro criterios que deben estar presentes para lograr un diagnóstico de anorexia nerviosa.

En primer lugar, una persona debe negarse a mantener el peso corporal por encima de un peso normal mínimo para la edad y la altura o tener un fracaso para lograr el aumento de peso esperado durante un período definido de crecimiento, resultando en un peso corporal 15% inferior al esperado.

En segundo lugar, la persona debe experimentar miedo intenso de ganar peso o aumentar su materia grasa, a pesar de tener un peso insuficiente.

En tercer lugar, debe tener una perturbación mental en la forma en que experimenta su peso corporal, tamaño o forma y también en su forma de evaluarlo, o negando la gravedad del peso corporal actual.

Finalmente, la amenorrea debe estar presente.

Bulimia nerviosa

Se caracteriza por episodios cíclicos de comer y purgar. El término *Bingeing* se define como el consumo de más alimentos que la mayoría de la gente comería en una circunstancia similar, durante un período de tiempo discreto acompañado de una sensación de falta de control sobre el consumo de alimentos.

La bulimia nerviosa existe cuando el bingeing y los comportamientos compensatorios ocurren en promedio 2 veces por semana o más, durante un período de al menos 3 meses, cuando esos comportamientos no son exclusivamente los de Anorexia Nerviosa y cuando la autoevaluación está indebidamente influenciada por la forma o el peso corporal. Aquellos enfermos afectados de bulimia están a menudo muy preocupados por ganar peso y temen intensamente engordar.

Las personas con bulimia pueden participar en una variedad de comportamientos purgantes o no purgantes como vomitar, usar laxantes, diuréticos, ponerse enemas, ayunar o hacer ejercicio excesivo. El bingeing y los ciclos de purga, a menudo se llevan a cabo en secreto debido a la vergüenza y el asco asociado con el proceso.

Atracones

El Binge Eating Disorder (BED) es recientemente reconocido y se caracteriza por episodios recurrentes de atracones que ocurren dos veces por semana o más durante un período de al menos seis meses. Durante los atracones, se consume en un corto período de tiempo una cantidad mayor de lo normal de comida y la persona que participa en el comportamiento de bingeing siente una falta de control sobre la alimentación.

En el BED, los episodios de bingeing se asocian con al menos tres características, tales como comer hasta sentirse incómodo, comer cuando no tienen hambre física, comer rápidamente, comer solo por temor a sentirse avergonzado por la cantidad de comida consumida o sentirse disgustado, deprimido o culpable después del episodio de comer en exceso. Estos sentimientos negativos pueden a su vez desencadenar más comportamientos bingeing. Además, aunque los comportamientos del BED pueden causar angustia en los afectados, no está asociado con comportamientos compensatorios inapropiados, como los encontrados en la Bulimia Nervosa o la Anorexia Nerviosa. Por lo tanto, las personas con BED a menudo presentan sobrepeso u obesidad porque consumen muchas calorías adicionales.

Anorexia atlética

La Anorexia Atlética es una constelación de comportamientos desordenados en el espectro de los trastornos de la alimentación, que es distinta de la anorexia nerviosa o la bulimia nerviosa. Aunque no se reconoce formalmente por los manuales estándar de diagnóstico de salud mental, el término Anorexia Atlética se utiliza comúnmente en la literatura de salud mental para denotar un trastorno caracterizado por ejercicio excesivo y obsesivo. También conocido como Ejercicio Compulsivo, Anorexia Deportiva e Hipergimnasia, la Anorexia Atlética se encuentra más comúnmente en atletas pre-profesionales y de élite, aunque también puede existir en la población general.

Las personas que sufren de Anorexia Atlética pueden participar tanto en exceso de ejercicios, así como en la restricción de calorías. Esto los pone en riesgo de desnutrición y en atletas más jóvenes podrían dar lugar a trastornos endocrinos y metabólicos, como disminución de la densidad ósea o menarquía retrasada.

Los síntomas de la anorexia atlética pueden incluir sobre-ejercicio, obsesión por las calorías, grasa y peso, especialmente en comparación con los atletas de élite, la autoestima determinada por el rendimiento físico y la falta de placer del ejercicio. Los casos avanzados de Anorexia Atlética pueden dar lugar a consecuencias físicas, psicológicas y sociales, ya que los pacientes niegan que sus excesivos patrones de ejercicio sean un problema.

Exceso de ejercicio

"Over exercise" es un término general que se refiere al ejercicio hasta el agotamiento y puede ocurrir de vez en cuando, como cuando alguien se entrena en verano, o puede ser un comportamiento habitual. Cuando el exceso de ejercicio se convierte en la norma, esto puede ser una indicación de que una persona está sufriendo de lo que se llama ejercicio obligatorio, ejercicio compulsivo o Anorexia Atlética. Cuando alguien sobre-entrena esto es un problema, y puede experimentar consecuencias físicas, psicológicas y sociales.

Comer en exceso

Comer en exceso no es un diagnóstico específico de ningún tipo, sino que puede referirse a un incidente discreto de comer demasiado durante las fiestas, celebraciones o durante las vacaciones, o puede referirse a una alimentación excesiva habitual.

Las personas que participan en comer en exceso regularmente tienden a comer cuando no tienen hambre y se sienten avergonzados por las porciones de los alimentos que están consumiendo. O quizá, presuman de lo mucho que comen tocándose con placer su gran barriga. Además, pueden gastar cantidades exorbitantes de tiempo fantaseando acerca de su próxima comida, detenerse en los escaparates de comida y tener lleno el frigorífico para que nunca le falte abundante comida. Otra señal de que comer en exceso se ha convertido en un problema, es si se gastan cantidades excesivas de dinero en los alimentos. En general, las personas que comen en exceso tienen sobrepeso u obesidad, aunque algunas personas con pesos corporales normales pueden comer demasiado de vez en cuando.

El comer en exceso se vuelve problemático cuando se manifiesta como una relación compulsiva u obsesiva con los alimentos. En este punto se puede tratar mediante terapia de modificación del comportamiento o como una adicción al alimento. Existen programas para apoyar a la gente en la recuperación habitual, especialmente cuando comer en exceso se ha convertido en adicción. Un ejemplo es el programa OA, que se establece de manera similar a Alcohólicos Anónimos (AA) y que consiste en doce pasos en el que los miembros reconocen que son impotentes para controlar la ingesta de alimentos.

Noches de comilona

El Síndrome de Comer de Noche (NES) es una condición emergente que está ganando un mayor reconocimiento entre los profesionales médicos. Su importancia clínica es en relación con la obesidad, ya que muchas personas que sufren de NES tienen sobrepeso u obesidad y ello les lleva a muchos riesgos negativos para la salud. Aunque no se clasifica como uno de los tipos de trastornos de la alimentación, como un síndrome, el NES se considera una constelación de síntomas de trastornos alimentarios caracterizados más prominentemente por un retraso circadiano en la ingesta de alimentos.

Las personas con NES tienden a no comer por la mañana y consumen muy poco durante la primera mitad del día. La mayoría de sus calorías se consumen en las horas de la noche, tanto que el sueño puede ser perturbado por lo que ha comido, siendo incapaces de volver a dormir después de comer o pueden experimentar despertares frecuentes durante toda la noche. Sin embargo, las personas con NES están completamente despiertas y conscientes de sus episodios de comida.

Es distinto de los trastornos bingeing en que las porciones consumidas son generalmente aperitivos, en lugar de comidas enormes. Además, es difiere de la Bulimia Nerviosa, ya que no hay comportamientos compensatorios o purgantes presentes para compensar el aumento de la ingesta calórica.

Las personas que caen presas de este síndrome no están simplemente complaciendo un mal hábito, tienen una enfermedad clínica real, reflejada por los cambios en los niveles hormonales.

En un estudio se analizaron el consumo calórico durante los episodios de comer, el nivel de humor durante las horas de vigilia y la frecuencia de los despertares nocturnos. También analizaron el síndrome en términos de perfiles circadianos (que ocurren aproximadamente cada 24 horas) de melatonina plasmática, leptina y cortisol -las hormonas relacionadas con el sueño y el apetito que se encuentran en niveles más bajos en las personas con síndrome de comer de noche.

Las personas con este síndrome comienzan diariamente con anorexia matutina, o no comen nada durante toda la mañana y consumen menos calorías promedio durante el día, pero a medida que el día avanza, su humor empeora y se vuelven cada vez más deprimidos. Luego llega la noche, cuando las víctimas buscan en el refrigerador y en los armarios bocadillos altos en carbohidratos, a veces hasta cuatro veces por noche. A medida que aumenta la ansiedad y la depresión durante toda la noche, también lo hace su ansia por comer. Es como una forma de medicación voluntaria, quizá porque cuando comen muchos carbohidratos, aumenta la serotonina en el cerebro, que a su vez, conduce a dormir.

Signos y síntomas del síndrome de comer de noche

La persona tiene poco o ningún apetito en el desayuno. Retrasa la primera comida durante varias horas después de despertarse. No tiene hambre o está molesto por aquello que comió la noche anterior.

Come más comida después de la cena que durante esa comida.

Come más de la mitad de la ingesta diaria de alimentos después de la cena, pero antes del desayuno. Puede levantarse de la cama para tomar aperitivos por la noche.

Este patrón ha persistido durante al menos dos meses.

La persona se siente tensa, ansiosa, molesta o culpable mientras come.

El síndrome se cree que está relacionado con el estrés y a menudo acompañado de depresión. Especialmente por la noche la persona puede ser temperamental, tenso, ansioso, nervioso, agitado, etc.

Tiene problemas para quedarse dormido. Se despierta frecuentemente y a menudo come.

Los alimentos ingeridos son a menudo carbohidratos: azúcar y almidón.

El comportamiento no es como el atracón que se hace en episodios relativamente cortos. El síndrome de comer de noche implica comer continuamente durante toda la noche.

Este comer produce culpa y vergüenza, no placer.

Hay cambios en las hormonas relacionadas con el sueño, el hambre y el estrés. El aumento nocturno en la hormona que acompaña al sueño, la melatonina, está muy disminuido en los comedores nocturnos, probablemente contribuyendo a sus trastornos del sueño. Del mismo modo, los que comen de noche no muestran un aumento nocturno en la hormona leptina, que suprime el hambre, mientras que la hormona del estrés cortisol se eleva a lo largo de un período de 24 horas.

Se cree que el síndrome de comer de noche ocurre en el 10% de las personas obesas que buscan tratamiento para su obesidad, lo que significa que alrededor de 10 millones de personas pueden verse afectadas. También ocurre entre personas de peso normal, aunque con menor frecuencia. Es posible que represente un tipo especial de respuesta al estrés que aflige a ciertas personas vulnerables.

Orthorexia

La Orthorexia Nerviosa es un término acuñado por el médico Steven Bratman en un artículo que escribió para Yoga Journal en 1997. No es un tipo tradicionalmente reconocido de trastorno de la alimentación, pero sí comparte algunas características tanto con la Anorexia Nerviosa como con la Bulimia, más específicamente la obsesión con los alimentos.

La orthorexia se refiere a una fijación en comer alimentos "puros" o "correctos" o "apropiados", ecológicos, en vez de en la cantidad de alimento consumido.

Tener Orthorexia Nerviosa es como sufrir de adicción al ejercicio, en el cual algo que se considera normalmente bueno o sano se hace en exceso, hasta el punto en que una persona se obsesiona con la actividad. Al igual que otros trastornos obsesivos, las personas con Orthorexia Nerviosa experimentan extremos cíclicos, cambios en el estado de ánimo y se aíslan. La mayor parte de su vida se dedica a planificar y preparar comidas y resisten la tentación que les impulsa a comer, simplemente, por placer. Pueden incluso ir al extremo de evitar a ciertas personas que no comparten sus creencias dietéticas o llevar su propia fuente de alimentos dondequiera que vayan.

Al igual que otros trastornos alimenticios, la Orthorexia Nerviosa puede tener consecuencias negativas. El aislamiento social, el deterioro físico, y un fracaso para disfrutar de la vida, suelen ir unidos. La obsesión por lo ecológico le obliga con frecuencia a emplear más recursos económicos de los disponibles, impidiendo que los pueda emplear en otras facetas de la vida gratificantes. La comida, pues, ocupa el máximo interés en su vida, tal y como hacen las personas que padecen otros trastornos alimentarios. La importancia que le dan al ayuno como fuente de salud, distorsiona aún más su percepción de lo saludable.

Trastornos alimentarios no especificados (EDNOS)

Según el Manual de Diagnóstico y Estadística en su 4ª Edición, existe una categoría de trastornos de la alimentación que no cumplen los criterios específicos para los dos trastornos definidos, Anorexia Nervosa y Bulimia. Cuando las personas muestran comportamientos en el espectro de comer desordenado pero no cumplen con todos los criterios para la anorexia nerviosa o la bulimia, se les da un diagnóstico de un trastorno alimentario no especificado de otra manera (EDNOS). Más de la mitad a dos tercios de las personas diagnosticadas con trastornos de la alimentación, entran en la categoría de EDNOS y en la actualidad hay más personas en este grupo que en los habituales Anorexia Nerviosa y Bulimia.

El Binge Eating Disorder (BED) es el único tipo de trastorno alimentario bajo la categoría de EDNOS. Una persona cumple con la definición de tener EDNOS si ha presentado todos los criterios para la anorexia nerviosa, pero tiene menstruación regular o un peso corporal normal, o si muestra todos los criterios para la bulimia, pero la depuración se efectúa menos de dos veces por semana o por un período inferior a tres meses, o si sólo se purgan pequeñas cantidades de alimentos, o si una persona escupe la comida en lugar de tragarla.

Las personas diagnosticadas con EDNOS pueden experimentar las mismas consecuencias psicológicas, sociales y físicas negativas que una persona diagnosticada con Anorexia Nervosa o Bulimia. La gravedad de su enfermedad no es diferente a la de las personas diagnosticadas con trastornos específicos. La única diferencia es que la persona puede experimentar un espectro de conductas alimentarias desordenadas y estos comportamientos pueden cambiar con el tiempo.

Aunque BED es el único de los tipos de trastornos de la alimentación clasificados bajo EDNOS, a las personas que se consideran que tienen Anorexia Nervosa Sub Terapéutica o Bulimia Sub Terapéutica, también se les da un diagnóstico de EDNOS. Tener Anorexia Nerviosa o Bulimia Sub Terapéutica significa que una persona muestra alguno, pero no todos los criterios para la condición completa.

Pica

Pica es un trastorno de la alimentación típicamente definido como el consumo persistente de sustancias no nutritivas durante un período de al menos 1 mes en una edad en la que este comportamiento es inapropiado para el desarrollo (por ejemplo, 18-24 meses). Habitualmente se ingieren: arcilla, suciedad, arena, piedras, guijarros, pelo, heces, plomo, almidón de lavandería, guantes de vinilo, plástico, borradores de lápiz, hielo, uñas, papel, virutas de pintura, carbón, tiza, madera, yeso, cuerdas y cerillas quemadas.

Aunque se observa con mayor frecuencia en los niños, es el trastorno alimentario más común visto en personas con discapacidades. En algunas sociedades, la pica es una práctica culturalmente sancionada y no se considera patológica y aunque puede ser benigna, puede tener consecuencias que amenazan la vida.

En los niños de 18 meses a 2 años, la ingestión y llevar a la boca sustancias no nutritivas es común y no se considera patológico. Se considerar pica cuando el comportamiento es inadecuado al nivel de desarrollo del individuo, no es parte de una práctica culturalmente sancionada, y no ocurre exclusivamente durante el curso de otro desorden mental (ej, esquizofrenia). Si la pica se asocia con retraso mental o trastorno generalizado del desarrollo, debe ser suficientemente severa para justificar la atención clínica independiente.

La toxicidad por plomo es el tipo más común de envenenamiento asociado con pica. El plomo tiene efectos neurológicos, hematológicos, endocrinos, cardiovasculares y renales. La encefalopatía por plomo es una complicación potencialmente fatal, presentándose con dolor de cabeza, vómitos, convulsiones, coma y paro respiratorio. Los estudios también han demostrado que la disfunción neuropsicológica y los déficits en el desarrollo neurológico puede resultar con muy bajos niveles de plomo, incluso niveles que se creen son seguros.

Síndrome de Prader-Willi

Es un trastorno hereditario poco frecuente caracterizado por retraso mental, tono muscular disminuido, estatura baja, responsabilidad emocional y un apetito insaciable que puede conducir a una obesidad que amenaza la vida.

Se cree que es una anomalía en el cromosoma 15 derivado paternalmente. Ciertos genes en esta región normalmente se suprimen en el cromosoma materno, por lo que, para que el desarrollo normal se produzca, deben expresarse en el cromosoma paterno. Este patrón de herencia se llama impronta genómica. Un trastorno de tipo PWS también se puede adquirir después del nacimiento, si la porción del hipotálamo del cerebro está dañada por lesión o cirugía.

Este trastorno genético suele causar tono muscular bajo, estatura baja, desarrollo sexual incompleto, discapacidades cognitivas, conductas problemáticas y una sensación crónica de hambre que puede conducir a una alimentación excesiva y una obesidad que amenaza la vida.

Se calcula que entre 12.000 y 15.000 personas tienen PWS y se encuentra en personas de ambos sexos y todas las razas.

Las personas con PWS tienen un defecto en la parte del hipotálamo de su cerebro, que normalmente registra sentimientos de hambre y saciedad. Si bien el problema aún no se entiende completamente, es evidente que las personas con esta falla nunca se sienten llenas y tienen un impulso continuo de comer que no pueden aprender a controlar. Para agravar este problema, estas personas necesitan menos alimentos que sus compañeros sin el síndrome, debido a que sus cuerpos tienen menos músculo y tienden a quemar menos calorías.

Trastorno por atracones

¿Qué es lo que determina que el diagnóstico de anorexia nerviosa se convierta en trastorno por atracones o bulimia nerviosa, con atracones recurrentes de comer, el control de peso extremo, la restricción dietética, el vómito autoinducido, o mal uso de los laxantes? En la mayoría de los casos de anorexia, la restricción extrema e inflexible de la ingesta dietética conduce en algún momento al desarrollo de la ingesta compulsiva, la recuperación del peso y (en aproximadamente la mitad de los casos) a la bulimia nerviosa o una forma mixta de trastorno alimentario especificada. Sólo un número muy pequeño de pacientes permanecen anoréxicos en todo, tan pocos que algunos investigadores prefieren ver los tres "trastornos" en su lugar como una única categoría de diagnóstico. La lógica de esta evolución frecuente de anorexia restrictiva a los atracones o la bulimia es clara: la imposición sostenida de las restricciones al apetito natural conduce a la cada vez mayor sensación de hambre y la inestabilidad psicológica en forma de fijación en los alimentos, y en algún momento es probable que comer sea incontrolable.

CAPÍTULO 6

Desarrollo

El hambre que los años de anorexia crea no es sólo el hambre de un estómago vacío, aunque esto es parte de ella; es la desnutrición profunda que significa que cada sistema y órgano en el cuerpo carece de nutrientes -calorías y micronutrientes como vitaminas y minerales-. Evolutivamente, el hambre generalizada sirve para motivar la búsqueda del alimento en condiciones de hambre, mientras que los cambios hormonales ocasionan ciertas preferencias dietéticas específicas: una disminución en la producción de leptina durante la inanición, por ejemplo, desinhibe las señales nerviosas que indica los sabores dulces, haciendo de los dulces (de alta energía) la comida más atractiva. Tales cambios hacen que sea muy difícil mantener el comportamiento anoréxico indefinidamente, y cuanto más tiempo continúa, más difícil se vuelve. Tratar de mantenerlo no debe ser un objetivo orgulloso para la persona anoréxica. Sólo el autoengaño permite al anoréxico creer no darse cuenta que en última instancia hay tres posibles resultados: la muerte, la recuperación o un trastorno alimentario diferente.

Entonces, ¿cómo puede la persona anoréxica recuperarse antes de que se vuelva bulímica o muera? Factores como la estabilidad y la ingesta relativamente alta de alimentos caloríficos puede hacer que ciertos resultados sean menos probables. Esto no significa que la anorexia en cualquier forma no sea exhaustivamente destructiva y potencialmente fatal.

En primer lugar, comer lo suficiente pero manteniendo el hambre es casi soportable, y la degradación física muy lenta. Cuando una persona voluntariamente come una dieta baja en calorías para bajar de peso, aproximadamente 1.600 calorías, no hay trucos, ni fallos, ya que el objetivo principal es la pérdida de peso / grasa. Sin embargo, en la anorexia el hambre y la ilusión de control se convierten en fines en sí mismos.

Si un amigo o familiar tiene un trastorno de la alimentación, como la anorexia, bulimia o trastorno de atracón, es posible que desee animarles a hablar con alguien acerca de ello, quizá usted mismo. Aunque hay otras cosas que puede hacer. El hecho de que esté trabajando para encontrar la manera de ayudarles, demuestra que se preocupa.

Seguramente ya ha notado que su amigo ha cambiado, pues ya no pueden salir y no quieren ser incluidos en las cosas habituales. Aún así, hábleles, pues necesitan sentirse valorados como una persona. Así que empiece a construir su autoestima, tal vez diciéndoles que es una gran persona y cuánto aprecia tenerlos como un amigo/a.

Trate de no dar consejos o críticas. Simplemente, esté ahí dispuesto a dedicarles su tiempo y escucharles, aunque esto puede ser difícil cuando no está de acuerdo con lo que dicen sobre sí mismos y lo que comen.

Recuerde, usted no tiene que saber todas las respuestas y sólo estar allí es lo importante. Esto es especialmente cierto cuando perciba cómo los amigos le rechazan y familiares le critican, incluso con buena intención.

¿Tendrán que ir al hospital?

La mayoría de las personas con trastornos de la alimentación se consideran como pacientes ambulatorios, aunque tendrán que ir al hospital -por ejemplo, un día a la semana-, pero en casos severos pueden necesitar visitar el hospital más a menudo, o ser admitidos para un tratamiento más intensivo.

¿Debería visitarlos en el hospital?

Esto depende del enfermo, cómo se siente y lo que el centro de tratamiento permita. Hágale saber que está pensando en ellos y les gustaría visitarlos. Si esto no es posible, siempre puede escribirles o llamarles para hacerles saber que todavía está ahí para apoyarlos. Hágalo aunque no le contesten.

¿Se puede obligar a la gente a que acuda a un médico?

Si la persona ha perdido mucho peso, puede estar en peligro de morirse de hambre y desarrollar complicaciones serias. Es posible que no sean capaces de pensar con claridad y que se nieguen a recibir tratamiento para salvar su vida. Sería como un suicidio voluntario. En estas circunstancias, su médico puede decidir admitirlos en el hospital para recibir tratamiento especializado, aunque necesitará la autorización de un tutor legal. La Ley de Salud Mental, contempla estos problemas.

¿Se curarán cuando lleguen a casa?

Su amigo o familiar todavía necesitarán su ayuda. La mayoría de las personas con un trastorno alimenticio se recuperan y aprenden a utilizar formas más positivas para hacerle frente.

Sin embargo, la recuperación de un trastorno alimentario puede ser muy difícil y necesitar mucho tiempo. Una parte del enfermo puede mejorar, mientras que la otra parte podría estar muy asustada de renunciar al trastorno alimentario. Podrían pensar: "Quiero mejorar, pero no quiero ganar peso". Y como estar delgado es el patrón estético de nuestra época, la anorexia es un camino para lograrlo.

Probablemente tendrán días buenos y días malos. Durante los momentos de estrés, las dificultades para comer pueden regresar. Cambiar la forma en que la gente con trastornos alimentarios piensan y sienten, nunca es fácil y se necesita tiempo.

Si el hijo desarrolla un trastorno alimenticio, puede que los padres se sientan inseguros sobre cómo ayudar y cómo actuar a su alrededor.

Trastornos alimenticios en los hijos

El comportamiento de su hijo o hija de repente puede ser muy diferente de lo que usted está acostumbrado y quizá se aparte, sea hipersensible o incluso grosero. Esto puede hacer que sea muy difícil hablar con ellos en un momento en que la comunicación es tan importante.

Puede ayudar tener en cuenta que es probable que estén a la defensiva porque su trastorno alimentario es su forma de hacer frente, por lo tanto, serán reacios a curarse.

Si su hijo está recibiendo tratamiento para esta enfermedad, el equipo de tratamiento desempeñará un papel esencial en su recuperación. Pero no subestime la importancia de su amor y apoyo. Todo aquel que se ha recuperado de un trastorno de la alimentación nos dice lo importante que fue tener amor incondicional y apoyo de los que se preocupan por ellos, incluso cuando sabían que su comportamiento era bastante difícil de entender.

Consejos para hablar de trastornos alimentarios

Hablar con su hijo acerca de su enfermedad puede ser muy difícil, especialmente si todavía no pueden aceptar que tienen un problema. Sin embargo, la comunicación es esencial para ayudar con la recuperación, así que siga intentándolo.

Prepare lo que quiere decir.

No culpe ni juzgue.

Concéntrese en cómo se sienten.

Mantenga la calma.

Tenga recursos para referirse a la enfermedad.

Esté preparado para una respuesta negativa.

Aprenda tanto como sea posible acerca de los trastornos alimenticios. Le ayudará a entender lo que está tratando.

Enfatice que no importa qué, pues usted los ama y siempre estará allí para ellos.

Evite hablar de su apariencia, aunque se entienda como un cumplido. Trate de construir su confianza en otras formas, por ejemplo, elogiándoles por ser reflexivos o felicitarles por un logro en la escuela.

Evite hablar sobre las dietas de otras personas o problemas de peso.

Hable con ellos sobre la gama de ayuda profesional disponible, y diga que los apoyará a través de ella cuando estén listos.

Hable positivamente acerca de las actividades en las que podrían estar involucrados, que no involucren alimentos, como pasatiempos y días libres con amigos.

Trate de no sentirse herido si no se abren a usted de inmediato, y no se resienta por ello. Esto se debe a su enfermedad, no a su relación con usted.

Pregúnteles qué puede hacer para ayudar.

Trate de ser honesto acerca de sus propios sentimientos. Esto los animará a hacer lo mismo.

Recuerde que los sentimientos que hay detrás del trastorno alimenticio pueden ser muy difíciles de expresar. Trate de ser paciente y escuchar lo que están tratando de decir.

Sea un buen modelo a seguir por el consumo de una dieta equilibrada y tenga una buena cantidad de ejercicio.

Trate de usar frases que empiecen por "yo", como "estoy preocupado porque no me pareces feliz", en lugar de frases que comienzan con "tú".

Su hijo puede parecer enojado y agresivo, pero tenga en cuenta que en realidad puede sentirse temeroso e inseguro.

Consejos para hacer frente a las comidas

Si su hijo está en tratamiento, pregunte a los profesionales sobre la forma más apropiada de organizar sus comidas.

Considere ir de compras juntos y acordar las comidas que son aceptables para ambos.

Un acuerdo con toda la familia sobre qué y cuándo se comerá, puede ayudar a establecer las expectativas de todo el mundo.

Acepte que ninguno de ustedes hablará sobre el tamaño de las porciones, calorías o el contenido de grasa de la comida.

Evite comer alimentos bajos en calorías o dieta delante de ellos o tenerlos en la casa.

Trate de mantener la atmósfera alegre y positiva durante toda la comida, incluso si no se siente así en el interior.

Si intentan involucrarse demasiado en cocinar la comida como una forma de controlarla, pídales suavemente que ponga la mesa.

Trate de no concentrarse demasiado en ellos durante las comidas. Disfrute de su propia comida y tratar de hacer una conversación.

Una actividad familiar después de la comida, como un juego o ver la televisión, puede ayudar a distraerlos de querer purgarse o hacer demasiado ejercicio.

Difícil ¿verdad? Hasta los mejores profesionales pueden desesperarse, así que no olvide que su propia vida y sentimientos también son importantes.

La recuperación

Nada es estable en esta etapa de la recuperación; nada tiene sentido; ninguna respuesta parece justificada. Pero de alguna manera, en esta primera fase, una cosa tiene que ser lograda: adherirse a un plan. Si ha decidido comer 500 calorías al día más, esto es precisamente lo que debe hacerse. Por muy tentador que sea creer que uno debe responder con flexibilidad a su apetito, que uno debe ser positivo en esta nueva intensidad del hambre para ganar más peso más rápidamente, por muy perverso que parece permanecer desesperadamente hambriento, en las primeras semanas y tal vez meses esto es lo único que funcionará. En algún momento posterior debe quedar claro que se puede ser un poco más flexible en cuanto a la medición de las (digamos) 500 calorías. Se puede hacer opciones de comida extra, y no pesar las cantidades. De una manera muy suave, no amenazante, puede por lo tanto ser posible acercarse a hacer el régimen menos controlado, evitando llegar de nuevo a la sensación de que el control se está perdiendo, y eso a pesar de que el control de la dieta es una ilusión, pues se trata de recuperar la normalidad.

En estos días exploratorios de recuperación temprana o mediana, se requiere un gran esfuerzo mental para contrarrestar la convicción profundamente arraigada de que, por ejemplo, comer más (aunque sea de manera planificada) no es acertado. Aparte del error inherente en esta creencia -no se controla si se ejerce de manera compulsiva-, es precisamente este tipo de pensamiento el que inicia la rápida espiral de respuestas fisiológicas y cognitivas, que constituyen los atracones (seguidos o no de una purga). Por ejemplo, esta creencia conduce a la convicción de que haber comido más, deliberada o compulsivamente, constituye una pérdida de control y un fracaso personal, de modo que una vez que ha ocurrido una pequeña "transgresión", no tiene sentido tratar de ser "controlado". En este caso, la imprudencia se establece, todas las "reglas" son abandonadas, y se produce una borrachera que conduce a la autoevaluación negativa que inevitablemente sigue.

No angustiarse

Es frecuente, por ejemplo, comer con frenesí una tableta de 125 g de chocolate con leche muy rápidamente cuando se está sólo en casa una tarde, y la impotencia profunda y disgusto autodirigido que surge tan pronto como se termina de comer, y el fallido intento de meter los dedos en la garganta y vomitar a la basura. Luego, de noche, las justificaciones engañosas para ir a la cama lo suficientemente temprano y perder así la cena familiar. Pero no todas las ingestas son objetivamente excesivas.

Una borrachera de comida puede ser subjetiva, es decir que el total de calorías consumidas puede no ser terriblemente grande (menos de 700). Por lo tanto, hay que diferenciar entre "aceptable" y "inaceptable", o "normal" y "excesivo", en cuanto a la cantidad. El juicio sobre la escala de un episodio depende en gran medida de las cantidades relativas (es decir, del contexto dietético en el que se produce) y de la claridad mental y del equilibrio (es decir, el contexto cognitivo). Una "borrachera dietética" no necesita ser percibida como tal, y cuando lo es, se convierte en un trauma. La restricción "compensatoria" y / o la purga que sigue, hace que sea mucho más probable que vuelva a ocurrir, de modo que se desarrolle un ciclo implacable en el que no haya ni siquiera la estabilidad relativa del hambre, sino repetidos episodios frecuentes de comer compulsivamente.

Los atracones de comida se han caracterizado como el intento de evitar la auto-conciencia, y lo mismo podría decirse de la anorexia. La conciencia de que uno no necesita vivir con reglas tan inflexibles que no puedan ser "rotas", y que estas son reglas auto-creadas que otras personas más sanas y felices no abrazarían, es crucial tanto para poner fin a la compulsión como para evitarla.

Una trampa mortal

Es posible encontrar la manera de salir de la trampa de dos ramas de la anorexia: comer compulsivamente / bulimia, o la muerte. Hay una tercera vía: la recuperación. Es difícil saber si comiendo menos me habría desesperado antes o recuperado más pronto, o si hubiera bajado por alguna de las otras rutas, pero es importante reconocer que, a menos que se abrace la recuperación, sólo hay esas dos posibilidades, la vida o la muerte. Pero ¿por qué es un problema elegir cuando la vida y la salud están al alcance también? Y posiblemente, la felicidad.

Cada día que pasa en la vida de una persona con anorexia, aparece el efecto de bola de nieve al mantener pensamientos estresantes. Los pensamientos que contribuyen al desarrollo de la anorexia empeoran a medida que la condición progresa, a menos que las personas con anorexia puedan ser ayudadas a ver su pensamiento, emociones, comportamientos y condiciones de manera muy diferente. Tristemente, la familia no suelen ser adecuadas, pues están demasiado involucradas en las emociones.

Debido al alto riesgo de salud, con problemas que pueden desarrollarse a partir de la desnutrición (incluyendo enfermedades cardiacas, osteoporosis, trastornos endocrinos y otros) y debido al mayor riesgo de mortalidad relacionada con los efectos de la anorexia, el tratamiento interdisciplinario no sólo es muy recomendable, sino que es a menudo esencial para el éxito del tratamiento.

Mientras que la estabilización nutricional es siempre una prioridad, las capas de creencias irracionales y los comportamientos autodestructivos son preocupaciones diarias, ya que siempre pueden conducir al empeoramiento de la condición, o una recaída posterior. Además, hay que destacar que casi la mitad de las personas con anorexia también sufren de depresión. Otros trastornos mentales, tales como las adicciones, ansiedad y la bulimia, suelen estar presentes en una persona con anorexia, al menos más que en una persona que no lo tenga.

Recaída

Un individuo que está en remisión, tiene un alto riesgo de volver a caer en el hábito de auto-daño. Factores como la alta tensión en el trabajo, las presiones de la sociedad, así como otros sucesos que causan estrés en una persona, pueden empujar a una persona de nuevo a la situación que parecía resuelta. Estadísticamente, la probabilidad de una recaída es de 41% de recaída.

Inseguridad en el apego: las personas que están mostrando signos de ansiedad, lo más probable es que tenga problemas para comunicar su estado emocional, así como problemas para la búsqueda de apoyo efectivo social. Las señales de que una persona ha adoptado este síntoma incluyen el reconocimiento de no acudir a su cuidador cuando está sintiendo dolor.

Otros trastornos que aparecerán:

La anorexia nerviosa incluye el aumento de la probabilidad de contraer osteoporosis. El adelgazamiento del cabello, así como el cabello seco y la piel, también son muy comunes. Los músculos del corazón también comenzarán a resentirse ocasionando que el corazón tenga un ritmo cardíaco anormalmente lento junto con la presión arterial baja. La insuficiencia cardíaca se convierte en una consideración importante cuando esto comienza una ocurrir. Los músculos de todo el cuerpo comenzarán a perder peso y esto hará que el individuo comience a sentir mareos, somnolencia, y debilidad. Junto con estos síntomas, el cuerpo comenzará a crecer una capa de cabello llamada lanugo, en respuesta a la falta de aislamiento térmico y al bajo porcentaje de grasa corporal.

Riesgos graves

Algunos enfermos de anorexia quieren morir. En un estudio reciente, alrededor del 7% han manifestado un intento de suicidio, pero esta cifra fue mucho mayor para aquellos con purga y atracones, quizá debido a la mayor sensación de estar fuera de control. En estas condiciones el 26% y 29% respectivamente, con un promedio de 17%. La única opción, si no se quiere morir anoréxico, y no se quiere desarrollar otro trastorno alimenticio, es que un día llegará la recuperación. Pero hay una paradoja aquí, porque tal vez el período de peligro más evidente para la transición de la anorexia a la ingesta compulsiva o bulimia, viene en la fase inicial de realimentación. A medida que el hambre que antes era habitual y comprensible, daba paso a las espantosas profundidades del hambre en respuesta a la creciente disponibilidad de nutrientes, es fácil ceder a ese deseo desesperado de todo el cuerpo. Pero al hacerlo no sólo trae consigo riesgos cardiacos, además de sentimientos de disgusto, odio a sí mismo, y pánico.

CAPÍTULO 7

Tratamiento psicológico

El tratamiento para los trastornos de la alimentación varía en todo el mundo y pueden recibir diferentes tipos de ayuda dependiendo de dónde viva. Incluye tratar los problemas emocionales, así como el físico, pero esto debe hacerse lentamente para que el afectado sea capaz de hacer frente a los cambios.

El tratamiento implicará hablar sobre las dificultades emocionales que han llevado a su trastorno de la alimentación. También deberá chequear sus problemas físicos, la salud general y los patrones de alimentación, pues ayudar a comer y ganar peso generalmente no es suficiente. Cuanto antes se embarque en el programa de tratamiento y cuanto más se comprometan con él, mejores son sus posibilidades de lograr una buena recuperación.

Terapia conductual racional emotiva (REBT)

La REBT está diseñada para ser una terapia portátil, relativamente fácil de aprender y versátil, con intervenciones y posiciones filosóficas que pueden ayudar Se puede utilizar junto con otros métodos para la recuperación diaria, ya que el pensamiento desordenado que acompaña a esta condición a veces permite la reestructuración.

Debido a que la anorexia es tan terca para muchas de sus víctimas, la misma tenacidad que apoya el pensamiento y la conducta desordenada de la alimentación puede ser redirigida hacia su derrota. Debido a que la REBT defiende diariamente la discusión fuerte, contundente y obstinada de los pensamientos estresantes, proporciona herramientas para que las creencias de la anorexia sean eliminadas.

Cuando una persona gana receptividad a la recuperación, y cuando se vuelven receptivos a la utilización de diversas estrategias de auto-apoyo, entonces la REBT puede convertirse en su mejor amigo, proporcionándole una estructura filosófica para ayudarlo a abordar las demandas subyacentes que generan muchos de los patrones desordenados.

El énfasis en el desarrollo de intereses nuevos vitales, pueden ayudar a la persona con anorexia a redirigir su enfoque lejos de los alimentos y los cuerpos, y buscar el desarrollo de algo que es estimulante y que mejora la vida.

Maneras de utilizar el REBT:

Etiquetar a una persona supone etiquetar su comportamiento.

Este es el principal problema en algunos psicólogos que, para comenzar rápidamente la terapia, le encauzan dentro de un estereotipo, pero un enfermo es, ante todo, una persona única y diferenciada. Su condición no los define, a pesar de que las preocupaciones del cuerpo y los alimentos pueden ser sus intereses focales en varios puntos del trastorno. También y con frecuencia, se parece a otros que también padecen la enfermedad, pero con diferencias.

Auto-abatimiento y auto-etiquetado.

Las personas con anorexia a menudo se critican a sí mismos. El REBT enseña la auto-aceptación incondicional y evita calificar a todo el yo basándose en rasgos singulares. Debido a que el "yo" es de múltiples facetas y está en constante evolución, no se puede reducir a una sola calificación en una sola dimensión (como la grasa, delgadez). Además, dado que las personas con anorexia distorsionan su imagen personal, su calificación de sí mismos también se basa en una percepción distorsionada. Dado que el REBT aboga por el pensamiento científico, una percepción distorsionada se considera un dispositivo de medición defectuoso y no cumple el criterio científico de fiabilidad o validez. Se puede pensar "Es malo", no "Yo soy malo." La aceptación incondicional de sí mismo puede ser la mayor práctica diaria de la persona con anorexia, Aprender a aceptarse a sí mismo como un humano no infalible, puede ofrecer grandes ventajas cuando se enfrentan a estos factores desencadenantes de la autodestrucción. El trabajo se puede utilizar para ayudar a la persona a aceptar su cuerpo también.

Sustitución de la comparación social con la aceptación incondicional de su vida y de los otros.

Las personas con anorexia insisten en la comparación social, y a menudo se convierten en expertos en encontrar maneras para descalificarse, así que junto a la aceptación incondicional de sí mismos, deben desarrollar la aceptación incondicional de la vida. Esto debe ir unido a la búsqueda de la felicidad, la salud, la conexión con los demás, y el cumplimiento del deber. La vida, además, está inmersa en una gran aleatoriedad. Por ejemplo, al igual que algunas personas nacen en condiciones de vida más ventajosas, esto también es cierto para las diferencias corporales. Por lo tanto, las personas con anorexia deben evitar clasificarse en dimensiones únicas. Estas formas de aceptación luchan contra la calificación estándar de las personas anoréxicas, porque las personas son multifacéticas y en constante evolución, porque la vida no es un concurso, y porque la injusticia existe como parte de la realidad.

Ansiedad del ego.

Hay que afrontar la ansiedad por aparecer lejos de su imagen ideal o menos de lo que piensan que otros demandan para sus cuerpos. Un enfoque puede incluir tener la lista de personas a favor o en contra de un cuerpo ideal.

Ansiedad de la incomodidad.

Hay que ayudar a las personas a hacer frente a su ansiedad alrededor de la apariencia de grasa o sensación de las señales del cuerpo que se definen como "sensación de grasa". Además de ayudar a las personas con anorexia a etiquetar adecuadamente sus emociones, lo que lleva a una mayor auto-comprensión, hay que enseñar a la gente a tolerar la angustia. Dado que la anorexia lleva a la gente a evitar el malestar emocional / físico relacionado con el consumo de porciones de comida de tamaño adecuado, hay que diseñar estrategias para hacer frente a su malestar. Por ejemplo, una persona con anorexia podría ser alentada a que evite un ritual de comida y tolere la ansiedad cuando se abstenga del ritual. También puede ser alentada a tolerar comer más de lo que es cómodo y que aprenda a tolerar su malestar físico relacionado con comer normalmente. Dado que casi la mitad de los individuos con anorexia añaden comportamientos bulímicos cuando la condición empeora, la tolerancia de esta molestia puede prevenir esta progresión. Hay que afrontar afirmaciones tales como: "Aunque no me gusta, no es una catástrofe sentir dolor leve. Este sentimiento pasará en el tiempo".

Baja tolerancia a la frustración, frente a la Tolerancia a la frustración.

Hay que alentar al individuo con anorexia a comenzar a preguntarse si quiere seguir teniendo alivio a corto plazo y o conseguir a largo plazo una mejora importante en salud y equilibrio de vida. Por ejemplo, un individuo puede optar por evitar el malestar al tener que comer ese día, en lugar de resolver su problema el resto de su vida. Pueden usar frases como "No puedo soportar mi problema", para describir cómo se siente por tener que asumir desafíos. Quizá deberían emplear frases como: "No me gusta, pero puedo soportarlo; o, Es mejor para mí a largo plazo aprender a resolver problemas, incluso si no me gusta cómo me siento ahora".

Dismorfia corporal.

Algunas personas con anorexia tienen reflexiones que no concuerdan con la visión de los demás. Mientras que otros exhortan a la persona a ganar peso, la persona con anorexia se ve en el espejo y se pregunta por qué otros no ven lo que ella ve. Si bien el mecanismo de dismorfia corporal no está claro, los contribuyentes podrían incluir la privación nutricional del cerebro, el hiper-enfoque sobre el cuerpo, y los reforzamientos. Quizá sea difícil cambiar la percepción de la persona con anorexia, pero es necesario ayudarla persona a entender que a pesar de lo que ve en el espejo, otras percepciones no están de acuerdo con las suyas, y no es necesario exigir una imagen corporal particular para todos los seres humanos.

Lectura de la mente y la adivinación.

Hay que ayudar a las personas con anorexia a desafiar las inferencias de lo que otros están viendo críticamente o que están destinados a ser humillados por otros si no cambian. Las personas no deberían verlos críticamente y expresar su desaprobación. Que miren a otro lado.

Modificar la vergüenza de ser atacados.

Las personas con anorexia pueden sentirse muy avergonzadas de comer delante de otras personas que no están comiendo o comiendo menos de lo otros comen. La exposición muy gradual a estas situaciones vergonzosas combinadas con la Imagen Emotiva Racional, puede ayudar a desensibilizar a la persona a su vergüenza y reestructurar las creencias que conducen a la vergüenza en estas situaciones, permitiendo a la persona con anorexia mejorar la flexibilidad alimentaria en situaciones sociales.

Desequilibrio entre sí y el interés social.

Hay que buscar un equilibrio entre el interés propio y el interés social. En algunos puntos, la persona con anorexia puede dar demasiado énfasis a las opiniones de los demás. En otros puntos, la misma persona puede llegar a ser muy absorbente, pasando una parte significativa del tiempo examinando su cuerpo o su reflexión. Es importante reconocer que no se puede controlar las opiniones de otros. También podría ayudar a desafiar la idea de que pasar el tiempo en auto-examen obsesivo es inútil. Además, hay que animar a invertir en esfuerzos que promuevan el bienestar de sí mismo, así como el bienestar de los demás, en lugar de centrarse en los esfuerzos que no sirven a ninguno de los dos.

No perfeccionismo.

El pensamiento de todo o nada, combinado con normas perfeccionistas, plaga el pensamiento de la persona con anorexia. El perfeccionismo normalmente limita las posibles soluciones a un problema e induce a resolverlo mucho peor. Hay que esforzarse por la satisfacción en medio de la imperfección, y buscar lo que es bueno y útil, en lugar de buscar la perfección.

TREC Terapia Racional Emotiva Conductual

Si bien estas son sólo algunas de las formas REBT que pueden ayudar a aquellos con anorexia, no es en absoluto exhaustiva ni suficiente. Sin embargo, aquellos que tratan a las personas con anorexia, y el propio individuo con anorexia, pueden encontrar que los principios filosóficos y el uso diario de la REBT necesitan estar apoyados por un plan de tratamiento global e interdisciplinario. Mientras que la terapia conductual dialéctica y otras terapias cognitivas se utilizan comúnmente en el tratamiento, la TREC ofrece ángulos filosóficos únicos que podrían ser particularmente útiles en conjunto con otras terapias. De un modo resumido, este es el procedimiento:

1) Se trabaja en el presente. No hay lugar para causas o vivencias remotas.

2) Se va directamente a la solución del problema, más que a las causas.

4) Paciente y terapeuta hablan, se comunican y colaboran activamente en el proceso.

5) Se efectúan tareas de auto-ayuda a realizar entre sesiones. Hay deberes.

6) Las mejoras se consolidan.

8) Libera al paciente del terapeuta y queda entrenado para resolver futuros problemas por sus propios medios.

Tratamiento de la causa

El tratamiento de la anorexia atiende a las causas que han provocado este síntoma. Si la falta de apetito es un síntoma de una enfermedad es necesario tratar la patología de base. Es decir, si la anorexia se debe a una enfermedad gastrointestinal (gastroenteritis o intolerancia alimentaria, por ejemplo), el tratamiento de elección estará dirigido a tratar esta dolencia.

Junto con el tratamiento farmacológico, los pacientes deben seguir una dieta que cuide y restituya el estómago. Es decir, seguir una dieta equilibrada y variada que sea pobre en grasas, sin picante y no muy abundante. Además, hay que evitar el consumo de tóxicos (alcohol y tabaco).

Por último, pero no menos importante: bajar el ritmo. El estrés puede atacar al estómago en el sentido más estricto de la palabra.

Durante las comidas intentar comer despacio y saborear cada bocado.

No olvidarse de masticar bien todos los alimentos.

Escuchar al cuerpo y comprar solo aquellos alimentos que se toleren bien.

Si hay problemas de estómago debería evitar el consumo de alcohol durante un tiempo.

La nicotina también irrita el estómago.

Determinados medicamentos (por ejemplo, el ácido acetilsalicílico o el ibuprofeno) pueden dañar la mucosa gástrica. Tomar los medicamentos sólo cuando sea necesario.

Las especias picantes, como el curry, la pimienta o el chile, proporcionan a la comida un sabor especial, aunque las personas sensibles suelen sufrir dolor de estómago.

Los alimentos flatulentos e indigestos, como la col, las judías o el repollo, son poco recomendables si se tienen problemas de estómago.

No todos los estómagos toleran el café y sus derivados. Por este motivo, es importante consumirlos con moderación.

Las infusiones casi siempre sientan bien. La manzanilla y las infusiones con regaliz son especialmente beneficiosas para el estómago.

CAPÍTULO 8

TRATAMIENTO NATURAL

La anorexia afecta la salud general del cuerpo de una manera dramática y peligrosa, y los remedios caseros tienen como objetivo mejorar la digestión, aumentar el apetito y mejorar la salud general del cuerpo. La mejor parte no tienen efectos secundarios y son muy eficaces también, y sólo es necesario tomarlos regularmente durante un período de tiempo bastante corto para lograr resultados.

Normalmente, el tratamiento médico combina la hospitalización y la atención ambulatoria. A veces, los casos graves conducen a disfunción orgánica, lo que requiere hospitalización inmediata. La meta emergente del tratamiento regular es prevenir la desnutrición, que a veces requiere alimentación intravenosa. La gestión del peso también se puede lograr mediante la adopción de un régimen nutricional.

El tratamiento pretende la obtención de al menos 3-4 libras por semana, aunque los esencial es basarse en el desarrollo general del paciente, en lugar de considerar sólo el aspecto de la ganancia de peso. Algunas de las terapias potenciales incluidas en el tratamiento natural son:

Terapia de grupo

Terapia cognitivo-conductual

Terapia individual

Terapia familiar

REMEDIOS CASEROS

Manzana: Comer una manzana al día estimula la producción de una enzima conocida como pepsina, algo que ayuda a la digestión.

Jengibre: El jengibre está especialmente recomendado para la anorexia, ya que ayuda a mejorar el hambre. Se toma cada día y además de aliviar el malestar estomacal, estimula el apetito para que no se salte ninguna comida. También puede calmar eficazmente los nervios y reduce el estrés y la ansiedad.

Tome ½ cucharadita de jengibre finamente picado y agregue una pizca de sal de roca a ella. Consúmalo 30 minutos antes de las comidas todos los días durante un par de semanas.

Otra opción es mezclar ½ cucharadita de pasta de jengibre, unas gotas de limón y polvo de pimienta negra. Comer una vez al día con el estómago vacío durante unas semanas.

También puede tomar unas cuantas tazas de té de jengibre todos los días.

Zumo de naranja: un tratamiento muy rápido y eficaz es la terapia de color naranja. Las frutas frescas como las naranjas pueden tratar eficazmente la anorexia al estimular el apetito. Es importante limpiar su sistema digestivo, ya que sin él, no se sentirá hambriento. Además, el olor de naranjas ayuda a calmar los nervios y a combatir la depresión y la ansiedad.

Coma unas pocas naranjas o beba un vaso de zumo de naranja fresco unas cuantas veces al día para aumentar el apetito. Para hacer el zumo más delicioso, agregue sal integral, zumo de limón y una pizca de pimienta negra.

Para mejorar su estado de ánimo, inhale el aroma de las cáscaras de naranja.

Todo lo que se necesita es tomar un vaso de zumo de naranja cada dos horas durante todo el día, así durante 2-3 días. Recuerde no tomar nada más en medio. Básicamente, esta metodología limpia el sistema completamente.

Limón: El limón funciona como un limpiador del organismo. Un limón exprimido en un vaso de agua tibia con una pizca de sal, bebido en la mañana, le añudará. Añadir un poco de zumo de jengibre para que sea más eficaz. Funciona como un relajante suave y tónico de los nervios. Ayuda a mejorar el apetito, reducir la ansiedad, aliviar el estrés y promueve el sueño.

Agregue 1 cucharadita de bálsamo de limón secado a una taza de agua caliente. Tápelo y déjelo reposar 5 a 10 minutos. Beber una taza de este té dos veces al día durante un par de semanas.

Ajo: Hay que tomar tres o cuatro dientes de ajo al día, en cualquier forma, incluyendo el ajo crudo, ajo machacado en la sopa y el ajo hervido en agua. El ajo ayuda a tratar la anorexia, ya que limpia el sistema y aumenta el hambre. También ayuda en la secreción de zumos que limpia el sistema digestivo. Actúa como un estimulante natural del apetito.

Agregue 3 a 4 dientes de ajo finamente picados a 1 taza de agua. Hervirlo durante unos minutos, luego colar la solución. Agregue 2 cucharadas de zumo de limón y una pizca de sal de roca. Beber esta solución dos veces al día durante unas semanas.

Agua caliente: El agua es el recurso más básico para la anorexia. A menos que el sistema digestivo no esté limpio, no sentirá hambre y la anorexia no se curará. El agua se encarga de ese primer paso.

Menta: La menta es un aperitivo natural, por lo que consumir 2 cucharadas de zumo de menta en la mañana ayuda a aumentar el hambre. Después de unos días de tomar el zumo de menta, verá un cambio marcado en los hábitos alimenticios y sentirá la necesidad de alimentos.

Su sabor fuerte, distinto y el atractivo aroma, ayudan a aliviar el estrés emocional.

Beba 2 cucharaditas de zumo de menta recién extraído cada mañana.

Además, tome unas cuantas tazas de té de menta diariamente. Para hacer el té, agregue 2 cucharaditas de hojas secas de menta en una taza de agua caliente. Deje reposar durante 10 minutos, colar y beber.

Asafétida: Este es el tratamiento casero clásico de la medicina ayurvédica.

Piña: Regularmente comer unos trozos de piña en el desayuno aumentará un deseo constante de comida durante todo el día.

Canela: La canela es un remedio que promueve la secreción de ácidos y enzimas beneficiosos para el sistema digestivo. Añadir una cucharadita de canela en polvo a un litro de agua, remover bien y consumir 2 vasos de esta agua aproximadamente media hora antes de las comidas.

Semillas de hinojo: Son buenas para el sistema digestivo y promover el apetito. Tome un vaso de agua tibia y sumerja 20 gramos de semillas de hinojo en ella durante media hora. Colar y beber antes y después de las comidas. Consumir dos veces al día para obtener mejores resultados.

Pimienta negra y miel: La pimienta negra se agrega a menudo a la mayor parte de los platos para realzar el gusto, así como para mejorar la digestión. Moler cinco granos de pimienta negra y añadirle miel para hacer una pasta. Consumir una cucharada de esta pasta con el estómago vacío cada mañana para mejorar el apetito. Como alternativa, agregue una pizca de polvo de pimienta negra al suero de leche. O, también, puede agregar una pizca de pimienta negra en polvo de zumo de granada.

Zumo de zanahoria: Es útil en la secreción de zumos gástricos para mejorar el sistema digestivo. También limpia el tracto digestivo y elimina las toxinas. Agregue el zumo de zanahoria a un vaso de agua tibia y téngalo para tratar los síntomas de la anorexia.

Semillas de alholva: Las semillas del fenogreco son ricas en carbohidratos, proteínas y grasas saludables.

Aumenta el nivel de hemoglobina, así como la secreción de jugos gástricos. Hervir un poco de agua y remojar unas semillas de alholva en ella. Dejarlo en reposo hasta que el agua se enfríe. Colar la solución y beber diariamente durante unas semanas.

Bayas de enebro: Son altas en zinc, lo que estimula la producción de jugos gástricos. Moler 50 gramos de bayas de enebro secas junto con un litro de vino blanco. Guardarlo durante dos semanas. Beber un vaso de este vino justo antes de las comidas mejorará el funcionamiento del sistema de digestión y promoverá el hambre.

Perejil: El perejil es útil para disminuir la flatulencia y por lo tanto, promueve el hambre. Tomar pocas hojas de perejil fresco y remojar en agua tibia. Dejarlas en reposo durante media hora y colar la solución después. Tomarlo 30 minutos antes de las comidas.

Estragón: Es una hierba altamente beneficiosa para deshacerse de la anorexia e induce la secreción de jugos digestivos y ayuda en el proceso del metabolismo. Por lo tanto, aumenta su apetito. También mejora el insomnio y la circulación sanguínea. El estragón seco se puede utilizar en ensaladas y sopas para tratar la anorexia nerviosa.

Hierba de San Juan: El Hipérico cura la ansiedad y la depresión. Por lo tanto, trata estos trastornos psicológicos. Está disponible en forma de tintura, hierbas o cápsulas en el mercado. Consumirlo tres veces al día para aliviar el problema.

Genciana: La raíz de la genciana ayuda en el tratamiento de la anorexia. Cura problemas relacionados con la indigestión y aumenta el apetito. Está disponible en forma de tintura y tabletas. La presencia de un químico amargo llamado *secoiridoids* promueve la secreción de zumos gástricos, bilis y saliva que ayuda a la digestión.

Alfalfa: Esta hierba se ha utilizado durante años para tratar trastornos del estómago y la alopecia. Ayuda a recuperar el apetito perdido. Ayuda a curar la fatiga física y mental. Se pueden tomar hasta 1000 mg de alfalfa en un día para tratar la anorexia nerviosa.

Cardo mariano: Es un tónico digestivo amargo debido a la presencia de niacina y silimarina. Promueve la secreción de zumos gástricos y bilis. Estimula el apetito y ayuda a la digestión.

Marrubio: Es un estimulante digestivo que aumenta el apetito al aumentar la saliva y los ácidos gástricos. Tome 3/4 cucharadita de hierba de marrubio diariamente para tratar la anorexia. Ayudará a mejorar el proceso de digestión.

Centaura: También es una hierba estimulante del apetito que promueve la secreción de zumos gástricos que ayuda a la digestión. Se puede consumir en forma de té o tintura para tratar los trastornos del hígado y recuperar el apetito perdido.

Romero: El desequilibrio químico en las células cerebrales puede causar anorexia. El romero es una hierba que es realmente útil para nutrir las células cerebrales. Por lo tanto, alivia a una persona de los síntomas de la anorexia nerviosa. Hervir unas cuantas hojas de romero en una taza de agua. Beber después de que se enfríe un poco. Se debe consumir dos o tres veces al día para ver los resultados efectivos.

Diente de león: Es insustituible en el tratamiento de los problemas relacionados con el sistema digestivo. Cura el trastorno alimentario en pacientes anoréxicos y aumenta el apetito. Úselo regularmente hasta que los síntomas de la anorexia persistan.

Regaliz: Funciona como un antidepresivo. Limpia las membranas mucosas del tracto digestivo. El apetito se vuelve normal a medida que el área digestiva se libera de bacterias. Puede consumir extracto de raíz de regaliz para tratar la anorexia.

Hydrastis: Esta hierba es un estimulante digestivo ampliamente conocido. Por lo tanto, ayuda a mejorar el apetito. Los componentes luchan contra las bacterias y los hongos.

Avena: Es un cereal tónico de los nervios que actúa como un antidepresivo y reduce la irritación de las membranas mucosas. Aunque la avena tarda más tiempo en tratar la anorexia, sus efectos son inmutables. Cura el estrés físico y el cansancio nervioso. Los componentes como el sílice, complejo de vitamina B, calcio, saponinas, vitamina A, etc., aumentan el metabolismo, mejoran el flujo sanguíneo y tratan la nerviosa anoréxica.

Condurango: Contiene algunas sustancias especiales que ayudan a estimular la salivación y los zumos estomacales. También ayuda a recuperar el antojo de alimentos reducidos para que pueda recuperar su nivel de nutrición perdida. Añadir 1,5 gramos de condurango machacado a una taza de agua fría y llevar a hervir esta mezcla. Tapar y una vez que se enfría, disfrutar de esta decocción a base de hierbas.

Albahaca: Un paciente que sufre de anorexia es más propenso a infectarse por otras enfermedades debido a un sistema inmunológico más débil. La Albahaca mejora el funcionamiento del sistema inmunológico y aumenta el apetito también. Tomar 4-5 hojas de albahaca y agregar a una taza de agua puesta a hervir durante unos minutos. Beber regularmente.

Bardana: Acelera la secreción de zumos gástricos en el estómago y mejora el apetito, además de ser un gran depurativo. La raíz es rica en fibra dietética que ayuda a regular el funcionamiento del tracto gastrointestinal. Puede tomarlo en forma de tabletas.

Berro

El componente nutricional del berro ayuda a producir los jugos gástricos, que, a su vez, potencian el funcionamiento del sistema digestivo. Añadir ramitas de berro a su ensalada o tomarlo 10 minutos antes de comer para mejorar su apetito.

Té Verde

El té verde es un estimulante digestivo muy popular que ayuda a mejorar el funcionamiento del tracto digestivo. No sólo mejora el apetito, sino que también reduce la fatiga, la ansiedad y el estrés. Tómelo dos o tres veces al día para obtener sus beneficios.

HOMEOPATÍA

Arsenicum album. Especialmente sobre gérmenes y suciedad. Anorexia junto con el miedo de ser envenenado. Miedo a tener ciertas enfermedades, unida a la creencia de que se morirán de hambre, como las células cancerosas.

Carcinosina. Trastorno obsesivo compulsivo. Perfeccionismo, miedo a volverse gordo, miedo al rechazo. Etiología: abuso, dolor o miedos, a menudo relacionados con el peso. Insomnio crónico, adictos al trabajo.

Hyosyamus. Anorexia más manía, locura, miedo a ser envenenado. Podría tener celos patológicos, preocupación por el peso y engordar.

Ignatia. Perfeccionismo, miedo a engordar, miedo al rechazo. Histeria, pérdida de control de las emociones, desmayos. Etiología: dolor o gran decepción, a menudo relacionados con el peso.

Natrum muriaticum. El remedio más indicado en la anorexia, con sentimiento de culpa. Miedo a ser rechazado, herido fácilmente, muy consciente de sí mismo. Labios secos, piel seca, estreñimiento, apetito suelto. Detrás de esto se encuentra el perfeccionismo y el miedo a engordar. Proporciona más confianza.

Ácido fosfórico. Etiología: dolor con pérdida de apetito, pérdida de amor, segunda etapa que se es indiferente a todas las emociones y la comida. Pena, anorexia por alguna enfermedad crónica.

Pulsatilla. Sentimiento de inutilidad, desamor, soledad, ideas fijas. Ideas sobre que ciertos alimentos son malos, que la cantidad de alimentos que son malos crece, miedo de ganar peso.

Ignatia. Están constantemente pesándose. Escasa menstruación.

Sepia. Anorexia más problemas hormonales, náuseas, sensibilidad al olfato. Disgusto por la comida, peor desde el parto, las hormonas causan falta de apetito.

Stapysagria. Profundo sentido de la inutilidad y la depresión, incluso suicida. Humillación, mortificación, postración, miedo a ser criticada, cero confianza.

Thuja. Miedo de tener sangre impura, sucia, ansiedad sobre la salud, obsesionado con la idea de tener que limpiarse a sí mismos.

Veratrum alb. Manía religiosa, locuaz, el fin del mundo está llegando. Castigarse a sí mismos para apaciguar a dios. Detrás de esto ves la culpa.

OTROS

Masaje

Un estudio de 2001 publicado en la revista Eating Disorder encontró que la terapia de masaje dos veces a la semana puede ayudar a reducir los síntomas de la anorexia, pues ayuda a reducir los niveles de estrés y ansiedad. También aumenta los niveles de dopamina y norepinefrina que contribuyen a crear una imagen corporal mucho más positiva y saludable.

Cuando se trata de masaje, el masaje reparador es la mejor opción. Es un masaje terapéutico que implica la manipulación sistemática de los tejidos blandos del cuerpo. Hay que recibir este masaje por un terapeuta al menos 3 o 4 veces a la semana.

También puede masajear su cuerpo, especialmente el cuello, los hombros, la espalda y el fondo de los pies, con aceite de oliva o aceite de coco antes de ir a la cama. Esto ayudará a relajar su cuerpo y aliviar la ansiedad.

Yoga

El yoga puede ayudar a combatir las causas emocionales de la anorexia. De acuerdo con un estudio de 2010 publicado en el Journal of Adolescent Health, la terapia individualizada de yoga promete ser una terapia complementaria para el tratamiento estándar de la anorexia y otros trastornos de la alimentación.

Algunas de las posturas de yoga que son útiles en el tratamiento de la anorexia son la Postura del Cangrejo (Catuspadapitham), la Postura de la Paloma (Kapotasana), la Postura de la Langosta (Salabhasana), la Postura de la Montaña (Tadasana), la Pose de la Diosa (Utkata Konasana) y la Postura Squat (Malasana).

ACUPUNTURA

Tanto la acupuntura como la acupresión, ayudan a las personas con trastornos alimentarios como la anorexia mediante el aumento de una sensación de bienestar y la promoción de la relajación.

Según un estudio de 2014 publicado en el Journal of Alternative and Complementary Medicine, los investigadores concluyeron que la acupuntura y la acupresión podrían mejorar el sentido subjetivo de bienestar entre las personas con anorexia nerviosa.

Los puntos de acupuntura y acupresión para tratar los trastornos de la alimentación son Hegu (LI4), Zusanli (ST36), Neiguan (PC6), Taichong (LR3) y Yanglingquan (GB34).

MEDITACIÓN

La meditación es otra forma efectiva de combatir la anorexia y puede ayudar cuando se trata de luchas emocionales para relajar la mente y el alma. Con la ayuda de la meditación, puede empezar a pensar positivamente y luchar contra los pensamientos negativos.

Se puede hacer la meditación de diferentes maneras, ya sea:

Sentado, de pie o acostado y centrado en su aliento, o repitiendo una frase o mantra.

Mientras medita, trate de dejar ir cualquier conflicto estresante que surja en la mente y el cuerpo, sin condenarlos. Si usted no es capaz de practicar la meditación por su cuenta, puede unirse a un grupo o club.

CONSEJOS ADICIONALES

Asista a terapias de grupo con regularidad.

Intente no alejarse de los planes de comidas, incluso si le hacen sentir incómodo.

Desarrolle el hábito de comer el desayuno todos los días, ya que es esencial para la salud. Luego, coma comidas pequeñas durante el día.

Comience su comida del mediodía con sopas de verduras, ya que son buenos aperitivos. Una ensalada de frutas o verduras comidas antes del segundo plato es otro tratamiento eficaz para la anorexia.

Coma alimentos con especias medicinales como el jengibre y la pimienta para ayudar a crear un fuerte apetito.

Coma un puñado de nueces y almendras diariamente, ya que pueden ayudar a mejorar la salud emocional.

Si es necesario, tome suplementos nutricionales para ayudar a restaurar su cuerpo a un peso normal y establecer hábitos alimenticios saludables.

Beba suficiente agua durante todo el día, incluso en las comidas.

El apoyo familiar y el estímulo son importantes para la recuperación del paciente, pero entienda que las personas no deben girar a su alrededor. Usted también necesita entregar.

Los padres deben enseñar a sus hijos a llevar estilos de vida saludables y activos y promover el pensamiento positivo dentro de sus hijos a través de elogios y críticas constructivas.

FLORES DE BACH

Las flores de Bach suponen un tratamiento alternativo que trata de corregir los desórdenes alimentarios, mediante la modificación de las emociones perjudiciales. Cuando hace efecto, la persona se siente más satisfecha de sí misma, de vivir, y encuentra en los alimentos su aliado de salud, no su enemigo.

HELIANTEMO (Rock Rose)

Heliantemun nummularium

Efecto: Coraje. Aporta valentía. Sosiego.

Tipología: Mirada huidiza. Personas pequeñas. Delgadez extrema. Manos débiles. Lloran con facilidad. Retraídas. Cuando son niños se agarran fuertemente a los adultos. Solitarios. Se sobresaltan con facilidad

Aplicaciones terapéuticas: En casos de miedo extremo. Temor exagerado a la muerte, terror, pánico. Para sobrellevar el peligro y afrontar la inexorable muerte. Padres que están excesivamente preocupados por la seguridad de sus hijos. Miedo a las tormentas. Personas desvalidas, conscientes de su propia debilidad. Imposibilidad de ser feliz en un ambiente hostil. Madres absorbentes. Padres protectores. Dependencia emocional y física. Miedo a cambiar de empleo. Enfermedades orgánicas y psicológicas. Anorexia. Agorafobia

En resumen:

Rock Rose forma parte del Remedio Rescate, pero a diferencia de éste, que también contiene esencias para la impaciencia, el descontrol, la inconsciencia, y los traumas, Rock Rose trabaja mejor en el miedo.

MANZANO SILVESTRE (Crab Apple)

Malus pumila

Efecto: Purificación. Conciencia de que el cuerpo y la mente van unidos. Orgullo de ser como se es. Conocerse a uno mismo sin condicionantes. Rectificar.

Tipología: Obsesionado por sus errores. Inseguro. Nervioso. Se muerden las uñas. No miran de frente. Juegan con sus manos cuando hablan. Cabello graso. Parco en las palabras. Miedo a la burla. Miedo al fracaso. Miedo a la crítica.

Aplicaciones terapéuticas: Para los que se sienten manchados, mancillados por ideas, sentimientos o enfermedades. Sensación de impureza en cuerpo y mente. Aversión por uno mismo. Cuando creemos que nadie nos tiene en cuenta o que nos desprecian por nuestra forma de vivir. Para quienes se dejan influir demasiado por lo que ven u oyen. Construir una personalidad positiva. Cuando estamos convencidos de que debemos formar parte de un grupo místico o religioso. Tranquilizar el espíritu después de hechos reprobables. Aprovechamiento de las experiencias negativas como escuela de vida. Para rectificar la vida y la salud después de muchos errores.

Enfermedades orgánicas y psicológicas: Bulimia. Anorexia nerviosa. Úlceras duodenales. Sordera. Jaquecas. Insomnio. Abscesos. Cálculos renales. Trastornos del bazo.

OTROS REMEDIOS

White Chestnut (castaño de indias). Para el cansancio, el insomnio, pensamientos demasiado obsesivos. Romper el proceso.

Hornbeam (Hojarazo) Cuando dijo que estaba "cansada", que no había sido consciente de ello en la primera sesión porque estaba centrada en su anorexia.

Mallow (Malva). Porque no quiere estar en público, para fomentar la interacción y la socialización ("La socialización alienta a la grasa" -es una condición de "yang"-). Si está en el hospital o en casa -una condición de "yin" - se pierde la grasa. No se puede decir a alguien que es anoréxico: «Tienes que comer», es una pérdida de tiempo, no lo hacen, hay que decir: «Salid, salid con amigos, a una terraza, no en una sala de cine. Si uno come una manzana en un lugar cerrado no aumentará de peso. Incluso en el hospital, al ser alimentado por vía intravenosa, no aumentará de peso. Incluso con una dieta alta en proteínas, estará perdiendo peso si está encerrada. Cuando se empieza a salir con amigos, se gana peso. Pero puede decir: "No quiero ver a la gente, no tengo nada de qué hablar..." Eso no es cierto.

Rock Water (Agua de roca). Estricta consigo misma; "Psico-rígida" -atascada en su pensamiento.

Borraja. Para traer alegría

Mímulo. Coraje. Ayudar a liberar del temor al futuro, empujando para afrontar con valentía los nuevos retos. Valentía.

PLANTAS MEDICINALES

AJENJO

Artemisia absinthium

Usos medicinales:

Se utiliza como aperitivo, antihelmíntico, emenagoga y colagoga, siendo muy eficaz contra la anorexia, el meteorismo y las insuficiencias digestivas de origen biliar. También en las amenorreas y dismenorreas, así como para eliminar parásitos intestinales. Tiene un efecto positivo en el saturnismo.

Otros usos:

Lo podemos encontrar en la mayoría de los licores aperitivos y en el vermut (nombre alemán de esta planta), empleándose también como sustituto del lúpulo en la fabricación de cerveza.

Toxicidad:

Su grado de toxicidad es bajo, aunque puede ser abortiva.

La tuyona presente obliga a emplear la esencia con precaución ya que puede dar lugar a convulsiones. Puede excitar el sistema nervioso y provocar crisis epilépticas o pesadillas.

CARDO SANTO

Centaurea benedicta

Usos medicinales:

Es aperitiva, antibiótica, diurética y colagoga. Es un buen remedio contra la fiebre y para combatir las crisis epilépticas. Se le reconocen, además, efectos en casos de anorexia, dispepsias, diabetes moderadas, exceso de ácido úrico, edemas e insuficiencia renal. Externamente se emplea contra el Herpes Zóster. En la Edad Media se empleaba contra la peste y las jaquecas.

Otros usos:

Su sinergia se da con el Saúco para bajar la fiebre y con la Artemisa en la epilepsia.

Toxicidad:

Su grado de toxicidad es bajo, pero debe emplearse a dosis bajas ya que puede inducir al vómito y causar acidez.

ESTRAGÓN

Artemisia dracunculus

Acciones medicinales:

Básicamente, se la reconoce como una especie culinaria estimulante del apetito y de las funciones digestivas. Internamente se administra en la anorexia, las digestiones lentas, la aerofagia, las infecciones intestinales, contra los parásitos intestinales y en las reglas dolorosas o irregulares. Aplicado localmente puede aliviar los dolores de muelas por su efecto anestésico, pero no tiene propiedades antibióticas. En estos casos se aplican las hojas machacadas directamente en la muela, aunque también puede emplear el extracto o la esencia empleando un algodón, aunque puede dar lugar a reacciones alérgicas en personas predispuestas. Se le conoce también como Ajenjo y estragón ruso o francés.

GENCIANA

Gentiana lutea

Usos medicinales:

Tiene buena reputación como aperitivo, empleándose por este motivo en la fabricación de licores. Se utiliza con éxito en la anorexia rebelde y para favorecer la digestión. Es tónico general y ayuda a bajar la fiebre. Estimula la función biliar, ayuda a engordar y a formar sangre nueva; es antiinflamatoria, ligeramente hemostática y aumenta la formación de glóbulos blancos.

Otros usos:

Tiene sinergia con la alcachofa. Es eficaz contra la malaria.

Toxicidad:

Su grado de toxicidad es bajo. A dosis altas puede producir vómito e hipertensión. No administrar a mujeres lactantes puesto que el sabor puede pasar a la leche.

NUTRIENTES

No se puede controlar lo que se pierde en una dieta. No es sólo la grasa corporal lo que se pierde, es el músculo y hueso, y el tejido cerebral, también. Los anoréxicos tienen espacios vacíos que aparecen en las exploraciones cerebrales donde han perdido literalmente el peso del cerebro.

Vitamina B1 (tiamina)

Fácilmente agotadas las reservas por la falta de peso, este es uno de los nutrientes que el cuerpo no puede fabricar, por lo que debe obtener B1 de los alimentos, especialmente cereales y legumbres.

Síntomas tempranos comunes de deficiencia de tiamina:

  Pérdida de apetito

  Peso reducido

  Malestar abdominal

  Estreñimiento

  Dolor de pecho

  Ansiedad

Alteración del sueño

Fatiga

Falta de bienestar

Depresión

Irritación

ZINC

El zinc mineral es difícil de encontrar en los alimentos, incluso cuando no estamos haciendo dieta. La carne roja, la yema de huevo y las semillas de girasol, son ricas en zinc. Pero estos son los alimentos grasos, y la carne roja tiene mala fama, por lo que no es probable que se incluya en las comidas de las dietas. Según el especialista en trastornos de la alimentación y el investigador en nutrición, Alex Schauss, la mayoría de los anoréxicos y muchos bulímicos, eran deficientes en zinc.

Se trata del segundo oligoelemento más abundante en el cuerpo. Un síntoma clásico de la deficiencia de zinc es la pérdida de apetito normal. Sin suficiente zinc, el cuerpo puede registrar sólo los alimentos muy dulces, lo salado o picante como alimentos sabrosos. Los alimentos simples y saludables se convierten en poco apetitosos y pierden el apetito.

Otros síntomas comunes de deficiencia de zinc son la apatía, el letargo, el crecimiento retardado y el desarrollo sexual interrumpido. Un estudio mostró una asombrosa tasa de recuperación del 85 por ciento para la anorexia en pacientes que recibieron suplementos de zinc. En los sistemas de recuperación, también se ha tenido éxito con el uso de zinc (junto con otros nutrientes) para ayudar a detener los antojos de comer en exceso y la bulimia, así como la pérdida de apetito. Una vez que están cubiertos los niveles de zinc, la comida basura comienza a ser repelente, lo mismo que los muy dulces.

Durante la pubertad, el desarrollo reproductivo está en su apogeo. El zinc es crucial para la función reproductiva, así como para el apetito, la función inmune y la claridad mental. Si la dieta reduce el suministro de zinc y otros minerales en esta etapa de crecimiento, no sólo puede desaparecer el apetito, sino finalmente la menstruación, junto con la función mental. En los varones, el zinc es un ingrediente clave en el esperma y protege contra los problemas de la próstata, así como la inmunidad débil.

PROTEÍNAS

A medida que la actividad del cerebro se contrae con la dieta, la estabilidad mental y emocional del cerebro puede fallar. Se puede reconocer la deficiencia de la química del cerebro por síntomas muy específicos, como depresión, ansiedad, irritabilidad, obsesividad y baja autoestima. Las personas que están a dieta o tienen desórdenes alimenticios, siempre sufren de problemas de humor causados principalmente por desnutrición proteica. Los cuatro elementos químicos del cerebro que dictan sus estados de ánimo son todos derivados de los aminoácidos presentes en los alimentos proteicos.

TRIPTÓFANO

La carencia de triptófano es el camino hacia la depresión, baja autoestima, obsesión y trastornos alimenticios.

La serotonina, quizá la más conocida de los cuatro reguladores clave del estado de ánimo del cerebro, está formada a partir del aminoácido L-triptófano. Debido a que pocos alimentos contienen altas cantidades de triptófano, es uno de los primeros nutrientes que puede perderse cuando empieza a hacer dieta. Un nuevo estudio muestra que los niveles de serotonina pueden caer demasiado bajo dentro de las siete horas de agotamiento del triptófano.

Peter Kramer, MD, explica que cuando nuestros niveles de serotonina caen, también lo hacen nuestros sentimientos de autoestima, independientemente de nuestras circunstancias reales o logros. Estos sentimientos pueden ser fácilmente el resultado de no comer los alimentos ricos en proteínas que mantienen los niveles de serotonina altos. A medida que su autoestima dependiente de serotonina disminuye, las niñas tienden a alimentarse aún peor. "Si me quedo lo suficientemente delgada, me sentiré bien conmigo misma de nuevo". Trágicamente, no saben que nunca serán lo suficientemente delgadas para satisfacer sus mentes hambrientas. La dieta extrema es en realidad la peor manera de tratar de aumentar la autoestima, porque el cerebro puede deteriorarse más y convertirse en más autocrítica.

Cuando la deficiencia de triptófano provoca que los niveles de serotonina disminuyan, es posible que se obsesione con pensamientos que no puede desactivar o con comportamientos que no puede detener. Una vez que este patrón de comportamiento rígido emerge en el curso de la dieta, la predisposición a los trastornos de la alimentación es completa. Al igual que algunos obsesivo-compulsivos con baja serotonina se lavan las manos cincuenta veces al día, algunos jóvenes pueden comenzar a practicar una constante vigilancia involuntaria con respecto a la comida y el cuerpo perfecto. Se obsesionan con el conteo de calorías, con lo feo que son, y sobre cómo comer menos y menos. A medida que comen menos, sus niveles de serotonina caen más lejos, aumentando la obsesión por las dietas. A medida que sus niveles de zinc y vitamina B bajan también, su apetito se pierde. Esta puede ser la configuración bioquímica perfecta para la anorexia.

Lo que tantos terapeutas y otros han observado como la cuestión central del "control" en la anorexia, a menudo se reduce a esto: al igual que la deficiencia de vitamina C (escorbuto) resulta en un brote de manchas rojas, la deficiencia de triptófano (y serotonina) ocasiona un brote del comportamiento obsesivo-compulsivo que llamamos "control". También puede haber elementos psicológicos sobre la imagen, pero un cerebro con baja serotonina no está preparado para resolverlos.

Triptófano y serotonina

Por razones extrañas, algunas personas que bajan sus niveles de serotonina pierden la autoestima y se obsesionan con la pérdida de peso, pero no pierden su apetito. Por el contrario, sus apetitos se expanden. Al final de la tarde y en la noche, especialmente en invierno y durante el PMS (tiempos bajos de serotonina para todos nosotros), pueden llegar a ser voraces y alimentarse de dulces y patatas.

Hay personas que comen desayunos y almuerzos regulares, pero temen las tardes, alimentándose de helados y galletas, incluso cuando ya han comido una cena normal. Aterrorizados por el aumento de peso, vomitan tan pronto como comen.

En un estudio, los bulímicos fueron privados del triptófano. Como consecuencia, sus niveles de serotonina cayeron y comieron compulsivamente, ingiriendo y purgando un promedio de 900 calorías cada día más. En otro estudio, la adición de triptófano adicional a la dieta redujo las reacciones bulímicas y los problemas de humor, aumentando los niveles de serotonina. Más recientemente, una investigadora de Oxford, Katherine Smith, informó de que incluso después de años de recuperación, los bulímicos pueden tener un retorno de sus antojos y el problema de humor después de sólo unas pocas horas de depleción de triptófano.

A medida que rastreamos el destino de un sólo nutriente agotado, el triptófano, y el producto químico del cerebro a partir de ella, la serotonina, se puede ver lo fácil que una dieta drástica puede desarrollar un trastorno alimentario. Si usted considera cuántos otros productos químicos críticos del cerebro y del cuerpo se agotan con dieta, sabrá apreciar los peligros de una dieta baja en calorías.

OTROS TRATAMIENTOS NATURALES

El reto en el tratamiento de la anorexia nerviosa consiste en lograr que los anoréxicos se traten, ya que a menudo no se dan cuenta o no están dispuestos a admitir que lo necesitan.

Algas Kelp

La investigación muestra que la causa de la pérdida de apetito puede atribuirse a una deficiencia de zinc inherente. El tratamiento de la anorexia con suplementos como el zumo de hierba de trigo y algas marinas Kelp, puede ayudar. Estos suplementos naturales también proporcionan minerales valiosos como el yodo, hierro, calcio y selenio.

Complementos de aceite de pescado

Comer pescado dos o tres veces a la semana y tomar suplementos de aceite de pescado todos los días, arma el cuerpo con ácidos grasos omega 3, necesarios para reducir la inflamación, construir la inmunidad y combatir la depresión (un estado común de ánimo entre los anoréxicos).

Ashwagandha

Los suplementos naturales como ashwagandha son útiles como tratamiento suplementario para la anorexia nerviosa. Aumentan los niveles de energía, aumentan el apetito y reducen los cambios de humor.

Fenogreco (Alholva)

El Fenogreco en cualquier forma, incluyendo fresco, seco o en aceite, ayuda a mejorar la digestión y trata la pérdida de apetito.

Shatavari

Funciona como un tónico rejuvenecedor para las personas con anorexia nerviosa y ayuda a inducir sentimientos positivos.

Manzanilla

Se puede utilizar en forma de té de hierbas calmantes. Relaja los nervios, induce sueño sano, y mejora el apetito.

Probióticos

Ayudan en el tratamiento de la anorexia nerviosa mediante el aumento de la concentración de la flora intestinal y corrigen las deficiencias nutricionales.

Psicoterapia y acupuntura

La psicoterapia y la acupresión son formas de medicina alternativa que pueden usarse para reducir el estrés y fomentar una imagen corporal positiva.

HOMEOPATÍA

Entre los múltiples remedios que la homeopatía utiliza para tratar enfermedades de conducta alimentaria citaremos los siguientes a modo de ejemplo:

ARSENICUM ALBUM

Tipología: Se caracteriza por su perfeccionismo y la necesidad de controlar todo. Tiene tendencia a la depresión y la ansiedad. Tiene hambre pero muy poco apetito y aversión a la comida; vomita con facilidad. Tiende a tener mucho frio; acidez y quemazón en el tracto intestinal.

NATRUM MURIATICUM

Es el remedio para pacientes retraídos, con historial de dolor emocional y relaciones difíciles con la madre. La niña se siente sola y deprimida pero no acepta consuelo; tiende a buscar momentos de soledad para llorar. Presenta migrañas con la menstruación y una fuerte necesidad de comer sal.

MURIATICUM ACIDUM

Es un remedio para la desnutrición profunda acompañada de fatiga crónica. Paciente está siempre cansadoy apenas puede salir de la cama. Siente aversión por la comida, especialmente la carne. A veces hay un historial pasado de aborto en niñas adolescentes.

TRATAMIENTO PSICOLÓGICO

La intervención psicológica a menudo es utilizada por aquellos que quieren a la persona afectada y están preocupados por su comportamiento, con un trastorno de la ingesta, el abuso de drogas o alcohol u otros tipos de comportamientos autodestructivos. La intervención puede ser un medio eficaz de comunicar la preocupación, establecer algunas reglas y la persona afectada puede decidir buscar ayuda. Para intentar una intervención es necesario estos puntos:

Hay que buscar un consejero, clérigo o médico de familia. Es necesario planificar cuidadosamente la intervención y quiénes deben estar allí, padres, hermanos, parejas sentimentales... En general, las personas adecuadas son las más cercanas al paciente, que lo ven con más frecuencia y aquellas cuyas vidas han sido afectadas por su comportamiento.

Se necesitan saber los hechos para dar las razones de la preocupación: no debe criticar y decir "estoy destruyendo esta familia", es dañino y melodramático, aunque puede ser verdad. En su lugar podría decir que su salud está en cuestión, tal vez incluso su vida.

Debemos permanecer firmes. Tal vez un milagro de la noche a la mañana no ocurrirá, pero eso no es razón para cambiar el punto de vista de que hay un problema. Es normal esperar una resistencia anoréxica. Los enfermos tienen un sentido de orgullo y la identidad para estar delgados y se sienten atacados cuando alguien trata de cambiarlo.
Hay que documenta adecuadamente.

Evaluación: Antes de que nadie inicie el tratamiento como paciente interno o externo, deben ser evaluados:

Su estado físico y mental general.

La gravedad de su trastorno.

La posible existencia de trastornos concurrentes.

Su voluntad de cambio.

Para un buen resultado de la terapia, los médicos y terapeutas necesitan tanta información como sea posible sobre la persona que intentan ayudar.

El trastorno de la ingesta involucra todas las facetas de la vida de uno:

Su propia imagen.

Su relación con la familia y amigos.

Su salud.

Su futuro.

www.ingramcontent.com/pod-product-compliance
Lightning Source LLC
Chambersburg PA
CBHW070246230526
45470CB00002B/500